私らしく死にたい
病後の医療・暮らし・旅立ち

水曜社

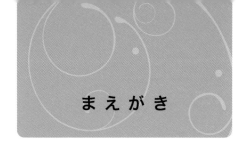

まえがき

　終活が盛んです。以前はタブーだった相続やお墓、エンディングノートなどについても、オープンに話されることが増えてきました。
　それでもそこから一歩進んで、病気になった時の治療の選択や、最期を迎える場所などについて、考えたり話し合ったりすることはまださほど多いとはいえません。
　終活が盛んということは、それだけ自分の終末ときちんと向き合おうと思っている人が増えている証拠です。人生の締めくくりにあたり、いかに自分らしくその時を迎えるのか。死に方は生き方そのものなのです。

　たとえば、あなたやあなたの家族が、高齢になって大腸がんの宣告を受けたとします。その後の治療にはいくつかの選択肢があることをご存知でしょうか。そして、選択肢を提示されたら、どのような治療を選択するでしょうか。手術でしょうか、抗がん剤治療でしょうか。それとも積極的な治療はせず、緩和ケアを選ぶでしょうか。
　本書では、大腸がんをはじめ、6つの疾病にかかった場合、どのような選択肢を選ぶとどのような経過をたどるのか、診断から旅立ちまでの道のりを紹介しています。いずれのケースもあくまでも経過の1例であり、どの選択肢が正しいというものではありません。家族構成や生活習慣、本人の考え方によっても、何を選択するかは変わってきます。
　それでも、本人に正確な情報や知識がないまま治療を続けて「こんなはずじゃなかった」と無念の日々を送ったり、失意のうちに亡くなったりするケースも少なくありません。知らなかったがために、生活の質が落ちたり、本人の尊厳が損なわれたりすることもあります。
　病気の診断がくだったとき、どのような準備が必要で、どのような選択肢が考えられるのか。また、その選択のあと、どのようなことが起きるのか。それらを知っておくことは、悔いなく人生を締めくくるために非常に重要です。
　本書では、ほかにも、旅立ちの事例や専門職・著名人による旅立ちの考え方、知っておきたい情報や用語などを紹介しています。
　人生のフィナーレをどのように迎えるかを決めるのは、あなた自身です。
　本書が自分らしい旅立ちのお役に立てれば幸いです。

私らしく死にたい
病後の医療・暮らし・旅立ち

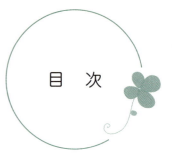

目　次

1章　ロードマップ　旅立ちまでの道のり

ケース1　大腸がん　真理子さんの場合 …… 8
真理子さんの選択肢
- ❶ がんの完治を目指して、手術を受ける …… 9
- ❷ 手術による体力消耗を避けて、抗がん剤治療をする …… 12
- ❸ 治療はせず、緩和ケアを受ける …… 15

【事例①】大腸がん　身寄りのないひとり暮らしでも満足のいく穏やかな最期を …… 18
【事例②】肺がん　家族による介護が難しくてもぎりぎりまで自宅で過ごせた …… 19
【事例③】肺がん　入念な退院前カンファレンスで希望していた"終活"が実現 …… 20

ケース2　COPD（慢性閉塞性肺疾患）　健一さんの場合 …… 21
健一さんの選択肢
- ❶ 人工呼吸器をつける …… 23
- ❷ 人工呼吸器をつけない …… 24
  - 人工呼吸器をつけない選択後
    - ⓐ 病院で亡くなる …… 24
    - ⓑ 自宅で亡くなる …… 24

【事例④】COPD　「大病院だから絶対に治るはず」から「こんなはずではなかった」に …… 26
【事例⑤】脊柱管狭窄症　かかりつけ医のセカンドオピニオンで2回目の手術を回避 …… 27

ケース3　糖尿病　敦さんの場合 …… 28
敦さんの選択肢
- ❶ 在宅で療養する …… 29
- ❷ 介護付き有料老人ホームに入居する …… 31

【事例⑥】糖尿病　糖尿病を軽視した結果失明　数年後には足の切断に …… 32
【事例⑦】肝硬変　弁護士に遺産管理を依頼する希望も間に合わず …… 33

ケース4　認知症　晴子さんの場合 …… 34
晴子さんの選択肢
- ❶ 胃ろうを造設する …… 38
- ❷ 胃ろうを造設しない …… 39

【事例⑧】レビー小体型認知症　家族のための相談会で徐々に希望を取り戻す …… 40
【事例⑨】アルツハイマー型認知症　心理カウンセリングで気持ちと心が軽くなった …… 41

ケース5 認知症　幸男さんの場合 …… 42
幸男さんの選択肢
❶ グループホームに入居する …… 46
❷ 在宅での生活を続ける …… 48

【事例⑩】アルツハイマー型認知症　離れた両親の老老介護の限界を察知 …… 50
【事例⑪】統合失調症　保佐人がいても医療同意をとることは難しい …… 51
【事例⑫】アルツハイマー型認知症
　　　　医療同意者の姉も認知症　判断能力のあるうちに同意とりつけ …… 52

ケース6 心筋梗塞　寛さんの場合 …… 53
寛さんの選択肢
❶ サービス付き高齢者向け住宅に入居する …… 56
❷ 在宅での生活を続ける …… 57

ケース7 脳卒中　正雄さんの場合 …… 58
正雄さんの選択肢
❶ 施設に入所する …… 61
❷ 在宅での生活を続ける …… 63

【事例⑬】脳梗塞　医療的な措置を施さず、自宅で安らかな看取り …… 66

2章　知っておきたいことがら

場所 …… 68
人生の最期を迎える場所は大きく3つ …… 68
ひとり暮らしでも自宅で最期まで過ごせますか …… 71

医療 …… 72
在宅でどんな医療サービスが受けられますか …… 72

介護 …… 74
どんな介護サービスが受けられますか …… 74
どのような人が相談にのってくれますか …… 78

生活支援・介護予防 …… 80
介護状態にならないための予防的なサービスがありますか …… 80
どのような人が相談にのってくれますか …… 81

成年後見制度 …… 82
認知症になるのがこわいです。元気なうちにやっておけることはありますか …… 82

その他の制度 …… 84
お金のことが心配です。利用できる制度はありますか …… 84

その他の知っておきたいことがら …… 87
治療とは／老衰とは／人生の最終段階における医療の決定プロセスに関するガイドライン／旅立ちの時まで／旅立ちの時／旅立ちの後

3章 私はこう考える

養老 孟司（東京大学名誉教授）…… 92
人生が読めないのはわかりきったこと。「自分の死」は親しい人にすべて任せるしかない

樋口 恵子（NPO法人 高齢社会をよくする女性の会理事長／高齢社会NGO連携協議会共同代表）…… 93
私、回復不能、意識混濁の症状の節は、苦痛除去を除き一切の延命治療を辞退致します

木村 利人（早稲田大学名誉教授／ジョージタウン大学ケネディ倫理研究所・特任研究員）…… 94
充実したいのちの終り。文書での「意思表示」を

辻 彼南雄（一般社団法人 ライフケアシステム代表理事／医師）…… 95
パーソンセンタードケアの在宅医療は最高のオーダーメイド

中島 朋子（東久留米白十字訪問看護ステーション所長／看護師／緩和ケア認定看護師）…… 96
自分らしく生き抜くために、前向きに考え、話すことが必要不可欠

河 正子（NPO法人 緩和ケアサポートグループ代表理事／看護師）…… 97
人生そのものにかかわるケアには、『深さと広さ』両方が求められる

香川 美里（一般社団法人 成年後見センターペアサポート理事／香川法律事務所所長／弁護士）…… 98
「家族」任せにせず、今！「自分自身」が考えることがとても重要

齋藤 正彦（東京都立松沢病院院長／医師）…… 99
人生はままならぬ。できるのは、目の前の生を誠実に生きること

黒川 由紀子（上智大学総合人間科学部心理学科教授／臨床心理士／保健学博士）…… 100
「あるべき死」はない。他者が己の価値観を押し付けるべきではない

編集委員プロフィール

1章 ロードマップ
旅立ちまでの道のり

病気になったら、その後どのような「暮らし」が始まるのでしょうか。
旅立ちまでの道のりにどんな選択肢があり、何を選ぶとどうなるのか。
その情報を得て、それを家族や親しい人たちと共有しておくことは、
私たちが自分らしく旅立つために、何よりも重要になってきます。

- 7つのケースのタイトル下の年齢は、選択肢に直面した年齢です。いずれのケースもあくまでも経過の1例であり、どの選択肢が正しいというものではありません。選択後の経過も多様です。また、治療期間と医療費の計算後、亡くなるまでの期間もさまざまです。
- 13の事例の年齢は、亡くなった時の年齢です（⑧⑨⑩⑪を除く）。
- かかった費用は、診療報酬・介護報酬・調剤報酬の点数をもとに、医療費、介護費、薬代としてかかった費用を概算にて算出しました。

注）すべてのケースにおいて、後期高齢者医療制度1割負担／入院費用は10：1病棟による計算、差額ベッド代なし／高額療養費適用／特養、老健は新型ユニット型個室利用を設定／特養、老健の自己負担額には、介護保険1割負担分の他、食費、居住費、その他の経費を含む／介護付き有料老人ホームやサービス付き高齢者向け住宅、グループホームには計上した費用の他に、一時入居金や月額利用料が別途必要となる／暮らし方によっては、この他におむつ代や栄養食品、あるいは通院時のタクシー代など、さまざまな費用が必要になる場合もある。

大腸がん
Colon cancer

ケース1 真理子さんの場合

診断に至るまで

真理子さんは、地方都市の一戸建てでひとり暮らしをしています。60歳までは公立の小学校の先生をしていました。定年後は、同じく教員を定年した夫の仁さんと海外旅行に出かけ、趣味のスケッチなどを楽しんでいましたが、仁さんは3年前、肺炎で亡くなりました。

ひとり息子の和也さんもやはり教員という教員一家です。和也さんは車で40分ほど離れた同じ県内に住んでいます。

真理子さんは、お酒が飲めませんし、たばこも吸いません。身体の不調といえば、便秘気味のため軽い痔ろうがあるくらいで、定年してからは、定期的な健康診断は受けていませんでした。

以前から排便時に時々出血はありましたが、痔ろうのせいだろうと、あまり気にしていませんでした。ただ、1か月ほど血便が続いたため、心配になって総合病院を訪れました。

疾病の状況

内科受診後、大腸検査と全身の精密検査が必要とされ、真理子さんは検査入院しました。

検査結果が出る日は、和也さんが学校を休んで立ち会いました。まずは、主治医から和也さんに、真理子さんがステージⅢの直腸がんであることが告げられました。

肛門に近い部分にがんがあり、完治のために直腸を含む広範囲を摘出する手術を行わなければ、余命は1年以内の確率が高いとのことです。手術をした場合は、人工肛門（ストーマ）※1の造設が必要となります。

「隠し事はしない」と真理子さんと約束していた和也さんは、主治医に聞いたままを真理子さんに伝えました。

真理子さんの選択肢
① がんの完治を目指して、手術を受ける
② 手術による体力消耗を避けて、抗がん剤治療をする
③ 治療はせず、緩和ケアを受ける

※選択肢はこれがすべてではありません

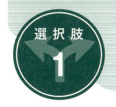

がんの完治を目指して、手術を受ける

● 手術

　真理子さんはがんの完治を目指し、手術を受けることにしました。手術は無事成功し、手術前から説明を受けていた、人工肛門（ストーマ）が造られました。

　退院後は、訪問看護、訪問型支援サービス（訪問介護）を受けることになり、真理子さんと和也さんを囲んで、退院前カンファレンスが行われました。退院前カンファレンスとは、退院後のケアや治療の内容や方針について、病院の主治医や看護師、訪問看護師、ホームヘルパーなどの担当者が行う話し合いです。カンファレンスを受け、真理子さんも和也さんも退院後の生活の不安が消えました。そして2週間後、真理子さんは退院しました。

- 退院時に医師から**「訪問看護指示書」**[※2]を書いてもらうと、ストーマ・ケアにあたって、訪問看護師の指導や実際のケア（ストーマ交換）を受けることができる。
- ストーマ造設手術後は、市役所で申請すると身体障害者4級と認定され、障害者手帳が交付される（申請から認定まで約1か月半程度かかる。サービスを受ける際は提示が必要）。
- 基本的な装具は無料になるケースが多い。

● 退院後

　退院後、真理子さんは介護保険の認定を受け、要支援2と判定されました。

　早速介護保険を使って、訪問看護と訪問介護を受ける日常生活をスタートしました。

　要支援2では、訪問介護週2回程度と、週1回の訪問看護によるストーマ・ケアの指導を受ける組み合わせが可能です。

　日常生活で最も苦労したのがストーマ・ケアです。ホームヘルパーにも手伝ってもらいながらやってみるものの、慣れない装具の交換が大変で、取り替えるたび精神的にヘトヘトになってしまいます。

　また、入院中よりも痩せたため装具が合わなくなり、便漏れやにおいが気になります。周囲の皮膚もただれてきてしまいました。

　もともと、外出したり、人と会ったりするのが好きな真理子さんでしたが、ストーマの不快感や違和感から、他人と会うことが億劫になり、あまり外出もしなくなってしまいました。

　がんの進行は見られず、ストーマ以外での心配はないのですが、ストーマへの適応だけができ

ないのです。

　訪問看護師のすすめもあって、装具の種類を変えてみましたが満足感は得られず、排せつへの恐怖・嫌悪感から食欲もわきません。

　「こんなはずじゃなかった」「手術しないほうがよかったかもしれない」という後悔の念も時々わいてきます。

> - ストーマ装着の場合、においや便漏れ、ガス漏れなどへの不安が大きく、外出を控えるようになるケースもある。
> - ストーマ・ケアの不適応に関しては、**ストーマ外来**[※3]を持つ総合病院での相談や、インターネットを通じた患者会などを活用することで、物理的・精神的な負担が軽減されることが多い。ただし、適切な情報へアクセスできるか、実際の相談にまで至るかどうかは、個人の資質や年齢、環境も含めて、個人的な差が非常に大きい。

● 6か月後

　訪問看護師とホームヘルパーのサポートによって、時間はかかりましたが、真理子さんもだんだんストーマ・ケアに慣れ、外出の機会も増えてきました。

　友人たちと美術館に行ったり、外食をするなど、手術から半年経って、手術前と同じような生活を送ることができるようになりました。

　病院には3か月を1クールとして、抗がん剤治療を行うため、バスで30分ほどかけて通院しています。毎回、採血、また3か月に1度は**腫瘍マーカー**[※4]・**CT**[※5]などの検査を行い、再発や転移の状況を経過観察しています。今のところ、再発も転移もありません。

> - 自分にあった装具を上手に装着することで、手術前と同じように日常生活を送ることができるケースも多い。しかし、装具使用のコツや暮らし方のリズムなどを会得し、精神的にも落ち着くためには、個人差はあるが一定の期間を要する。
> - 再発の可能性は、ステージⅠでは3.7％、ステージⅡは13.3％、ステージⅢでは30.8％（大腸癌研究会「大腸癌治療ガイドライン 医師用2014年版」）。大腸がんの場合は、肺、肝臓、リンパ節や腹膜などに転移することが多い。

● 1年後

　真理子さんは、風邪をこじらせて肺炎を起こし、入院しました。1週間で退院できましたが、気力・体力ともに急速に衰えてひとり暮らしするのが難しくなりました。この頃介護認定で要介護2と認定されました。

　施設に入ることを検討し、和也さんが複数箇所あたってみましたが、簡単に入れるところは見つかりません。

　第一希望は特別養護老人ホームでしたが、要介護3以上でないと入れないとケアマネジャーに言われました。

　真理子さんは施設入居を引き続き希望していましたが、入れる施設がないため、訪問介護と訪問看護の回数を増やし、ひとり暮らしを続けています。

　通院は継続していますが、バスで通うことが難しくなり、タクシーを利用するため、経済的負担が増えました。

　その後も半年に1回くらいのペースで入退院を繰り返すようになり、入院するたびに体力が衰えていきました。

　そのうち、タクシーでの通院も難しくなったため、和也さんが訪問診療医を探して手配し、2週間に1度の訪問診療（→72ページ）を受け始めました。訪問診療時には、診察や必要な薬の処方の他、介護指導などを受けます。和也さんも都合のつく時は同席しました。

📝 訪問診療医を決める際には看取りまでしてくれるか確認しておく。

---

①の選択のここまでの治療期間と医療・介護等にかかる費用の目安（カッコ内は個人が負担する額）
　　2年6か月で　医療費は合計約1,500万円（個人が負担するのは**約80万円**）
　　　　　　　※その後1か月ごとに約25万円（**約3万円**）

　真理子さんは次第に起き上がれなくなり、寝たきりになりました。ある日**誤嚥性肺炎**※6を起こし、通院していた総合病院の呼吸器科に入院しました。その後容態は落ち着きましたが、和也さんは在宅での療養に不安があったため、そのまま入院を継続しました。最終的に真理子さんは敗血症を併発し、病院で亡くなりました。

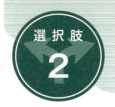

選択肢 2 手術による体力消耗を避けて、抗がん剤治療をする

◉ 治療開始

真理子さんは手術による体力の消耗を避けて、手術はせずに、点滴による抗がん剤治療を行うことにしました。抗がん剤とは、がん細胞の増殖を妨げたり、がん細胞そのものを破壊する作用を持った薬です。さまざまな種類があり、単独、または複数を組み合わせて使用します。真理子さんのように点滴で直接血管に投与するタイプのほか、錠剤やカプセルのような口から摂取する経口タイプもあります。

治療は、3か月を1クールとして2週間に1回、2時間ほどですが、採血も行うので半日がかりです。真理子さんはバスで30分かけて通院しています。また、2か月に1回は腫瘍マーカー、CTなどの検査を行っています。

副作用の説明は、あらかじめ医師や看護師から受けていました。脱毛や手先のしびれは思ったほどではなく一安心しましたが、口内炎が予想以上にひどく、食べるたびに痛むため、食欲が減退し、体重が減りました。

- ☑ 大腸がんの抗がん剤治療の副作用としては、白血球や血小板の減少、脱毛、悪心（吐き気）、食欲の低下、下痢、口内炎などがある。
- ☑ 抗がん剤は、昔と比べると副作用の少ない種類のものも増えており、副作用を抑える対策も発展を遂げている。副作用が強い場合には、別の種類の薬に切り替えることで楽になる場合もある。

息子のすすめで、介護保険を申請し、要支援1と認定された真理子さんは、週1回の訪問介護に、掃除・洗濯などを依頼していますが、食事のしたくや後片付けは自分で対応しています。

◉ 3～6か月後

抗がん剤治療はひとまず終わり、副作用の症状から脱することができました。また血便も減ってきたため、不調を訴える前の日常生活にほぼ戻った感じです。

以前から誘われていた教員仲間のスケッチ旅行にも、治療開始後、5か月で参加し、とても楽しめました。

それでも、3か月に1回は通院して、検診を受けています。

📝 抗がん剤ではがんの完治は難しいが、がんの部位を小さくすることで、症状と進行を抑制することができる。

● 1年後

　3か月ごとの検診で、肺への転移が見つかり、前回とは種類の異なる抗がん剤による治療が再開されました。再び、抗がん剤の副作用による口内炎や脱毛、手先のしびれなどの症状が悪化し、真理子さんの不安は増していきました。

📝 抗がん剤には多くの種類があり、効果がなくなったら、他のものに変えることもできる。

　その後真理子さんは、食事がとれなくなり、**腸閉塞**[※7]を発症、入院しました。腸閉塞による嘔吐の繰り返しで、体力が消耗し、ベッドから起き上がれなくなりました。お見舞いに来た和也さんと話していても、時々記憶が不鮮明になったり、話のつじつまの合わないことがあります。腫瘍マーカーの値も上がっています。

　抗がん剤治療による改善が見られないため、急性期病院（→73ページ）でできる治療はもうないと言われ、退院するよう要請されました。

📝 急性期の病院は、それ以上症状を改善することができなくなれば退院となる。その後の行き先を早めに考え、準備しておくことが必要。

📝 その後の行き先候補としては、以下のようなものがあげられるが、すぐに入ることが難しいケースも多い。
　　・自宅（介護付き有料老人ホーム・サービス付き高齢者向け住宅などを含む）
　　・**緩和ケア病棟**[※8]
　　・その他の病院
　　・施設（特別養護老人ホーム等）

　入院先の総合病院の緩和ケア病棟は満床のため、ほかの病院の緩和ケア病棟をあたってみましたが、空きはありませんでした。予約待ちの患者さんもたくさんいます。

📝 緩和ケア病棟数は全国に357施設、7,184病床（2015年）。
　　（出典：「緩和ケア病棟入院料届出受理施設・病床数」日本ホスピス緩和ケア協会HP）

緩和ケア外来※9 への通院も考えましたが、本人の体力が落ちていて難しいため、訪問診療をお願いすることにしました。和也さんがインターネットで検索し、真理子さんの地域で対応してくれる訪問診療医を探して連絡をとりました。

訪問診療医を探すと同時に介護保険を申請し、要介護3と認定されました。真理子さんは、訪問診療、訪問看護、訪問介護の組み合わせで、自宅で療養することになりました。

訪問看護と訪問介護の違い

どちらも患者の自宅に行き必要なケアを行うサービスという点では共通しているが、医療行為の有無において大きく異なる。

＊**訪問看護**　病状に応じて、必要な医療的処置（ストーマ・ケア、じょく瘡処置、点滴、在宅酸素、呼吸器、疼痛緩和のための薬の管理など）や生活を支えるためのケア（保清、排せつ、食事、リハビリ、介護相談など）を看護師が行う。また、家族等に対するケアの指導、相談ごとなどにも対応する。

＊**訪問介護**　介護保険の範囲内のサービスで、身体介護（保清、排せつ、食事など）や生活援助（調理、掃除、買い物、洗濯など）をホームヘルパーが行う。基本的に医療行為は行わない。

---

②の選択のここまでの治療期間と医療・介護等にかかる費用の目安（カッコ内は個人が負担する額）
　　　１年６か月で　医療費は合計約560万円（個人が負担するのは**約25万円**）
　　　　　　　　※その後１か月ごとに約30万円（**約２万円**）

真理子さんは、訪問診療、訪問看護、訪問介護の組み合わせで、自宅での日々を送っていましたが、最後はがんによる衰弱のため、亡くなりました。

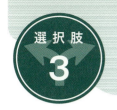

治療はせず、緩和ケアを受ける

● 緩和ケア開始

真理子さんのお父さんも、やはりがんでした。部位は真理子さんと違いましたが、抗がん剤治療の副作用で苦しんでいるのを目の当たりにしていました。また、手術も体力が衰え、その後もとの生活に戻れないと嫌なので受ける気はありません。

そのため、治癒志向の治療はせずに、自然の経過にゆだねる**緩和ケア**[※10]を選択しました。

> 緩和ケアでは積極的な治療は行われず、痛みや苦しみを軽減することを目的としているが、痛みや辛さがまったくないわけではない。

● 6か月後

真理子さんは和也さんに頼んで、インターネットで近くの訪問診療医を見つけてもらい、訪問診療と訪問看護を利用しながら生活することになりました。介護度は要介護1と認定されました。

疼痛や血便が見られるため、がん疼痛看護の資格を持った**認定看護師**[※11]が訪問しています。適切に薬を投与してくれるので、痛みは緩和されています。

そうした生活と並行して、自宅でのケアが難しくなった時のことを考えて、大腸がんが見つかった総合病院の緩和ケア外来で、入院について相談をしています。痛みはコントロールされているので、真理子さんがひとりでバスに乗って行っています。

血便はありますが、友人に誘われたスケッチ旅行にも行ってきました。行きたい気持ちはあるものの、体調のことを考えて迷っていましたが、訪問看護師がすすめてくれたのです。しかし、3か月後には、毎日のように血便が続き、下痢も起こるようになってきたため、遠出や宿泊は難しくなってきました。

● 9か月後

便が出にくくなり、出血が頻繁に起こるようになります。痛みもひどくなり、今までの薬にかえて、訪問看護師のアドバイスで、主治医と相談し、**オピオイド鎮痛薬**[※12]を飲み始めました。

貧血状態が続き、在宅のひとり暮らしでの心細さが募った真理子さんは、和也さんのすすめもあり、緩和ケア病棟に入院しました。

📝 症状が悪化するにつれて、緩和ケア病棟への入院か、在宅での療養（訪問診療、訪問看護、訪問介護）を続けるかの選択が必要になる。

病院で低栄養による腹水や腸閉塞を発症し、真理子さんは緩和ケアを受けました。

---

③の選択のここまでの治療期間と医療・介護等にかかる費用の目安（カッコ内は個人が負担する額）
10か月で　医療費は合計約170万円（個人が負担するのは**約15万円**）
※その後1か月ごとに約150万円（**約5万円**）

最後に1度自宅で過ごす時間を持つため、和也さんに協力してもらい、週末に外泊許可をもらいました。外泊中は訪問看護を受けました。
その後病院に戻った真理子さんはがんの進行により、全身が衰弱し、緩和ケア病棟で亡くなりました。

用語解説

【※1】人工肛門（ストーマ）
自然の排せつ経路以外に設けた排せつ口。人工肛門のほか、人工尿路などがある。

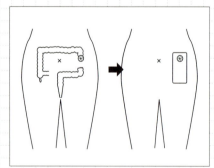

【※2】訪問看護指示書
主治医が訪問看護が必要と判断した患者に対して交付する。「訪問看護指示書」の利用者で、特に頻繁に訪問看護が必要とされた場合には、条件を満たせば「特別訪問看護指示書」が交付される。

【※3】ストーマ外来
ストーマを造設した患者に対し、退院後のケアの方法や日常生活上の問題に対するサポートを行う。

【※4】腫瘍マーカー
がん（腫瘍）がつくり出すそれぞれのがんに特殊な物質のうち、体液中（主に血液中）で測定できるもの。がんの状態の目安として臨床現場で使われる。

【※5】CT
Computed Tomographyの略。身体の周囲からX線を当て、身体の断面図を撮影する検査のこと。身体を輪切りにしたような画像をコンピューターでつくり出しているため、病変の形や特徴を詳細に観察できる。

【※6】誤嚥性肺炎
病気や加齢が原因で飲み込む力や咳をす

る力が弱くなり、口腔の細菌や逆流した胃液が誤って気管に入り発症する肺炎。

【※7】腸閉塞
口から摂取した飲食物や唾液や胃液等の消化液が、小腸や大腸で滞った状態のこと。腸が張ってくるため、吐き気や嘔吐を伴う腹痛が起きる。

【※8】緩和ケア病棟
厚生労働省が定めた「施設基準」を満たし、専門病棟として届出を受理された施設。緩和ケア病棟では、生命を脅かす疾患による問題に直面している患者に対して、患者が抱えるさまざまな痛みや苦痛症状をできる限り和らげ、残された期間を患者本人や家族が希望を尊重されて生活できるようにすることを目指す。苦痛を和らげるための治療を、さまざまな専門家によるチームアプローチで行う。

【※9】緩和ケア外来
病院の緩和ケアスタッフが外来で疼痛管理を行ったり、心の不安などについて相談にのり、在宅療養がよい状態で維持されることを目的としている。現在は、緩和ケア病棟への入院相談が主になっている場合も多い。

【※10】緩和ケア
緩和ケアとは、生命を脅かす疾患による問題に直面している患者とその家族に対して、痛みやその他の身体的問題、心理社会的問題、スピリチュアルな問題を早期に発見し、的確なアセスメントと対処（治療・処置）を行うことによって、苦しみを予防し、和らげることで、クオリティ・オブ・ライフを改善するアプローチである（WHO 2002年、特定非営利活動法人日本ホスピス緩和ケア協会訳）。
日本では専門的緩和ケアは緩和ケア病棟や、緩和ケアチーム（緩和ケアを専門とする医師・看護師・心理療法士・薬剤師等で構成されるチームで、厚生労働省が基準を示している）、在宅緩和ケア専門家等によって提供されている。
なお、「ホスピスケア」は、患者の尊厳を尊重し、死が近づいた時期にも死を見据えつつ、その人の生に焦点をあてた全人的な多職種チームアプローチであり、緩和ケアの基盤となる考え方である。

【※11】認定看護師
日本看護協会の認定看護師認定審査に合格し、特定の看護分野において、熟練した技術と知識を持つ看護師。がん性疼痛看護のほか、緩和ケア、皮膚・排せつケア、摂食・嚥下障害看護など21分野がある。

【※12】オピオイド鎮痛薬
主にがんの痛みを緩和するために使われる医療用の麻薬の1つ。訪問診療医から処方される。服用にあたっては、訪問看護師の指導が必要。モルヒネはオピオイド鎮痛薬の一種。

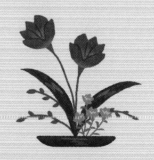

事例① 大腸がん

加藤守さん（95歳 男性 ひとり暮らし）

身寄りのないひとり暮らしでも満足のいく穏やかな最期を

　加藤守さんは2Kの古いアパートにひとりで暮らしています。団体職員を65歳で定年した後は働いておらず、年金暮らしです。2度の離婚暦があり、子どもも2人いますが、別れた妻とも子どもとも連絡はとっていません。

　80歳と89歳の時に転倒して大たい骨を骨折し、2か月入院しました。その都度施設入所をすすめられてきましたが、守さんは自宅に帰ることを強く希望。90歳からは訪問看護を受けながら、自宅で過ごしていました。

　92歳の時に貧血の検査をしたところ、大腸がんが発覚します。大たい骨骨折の影響から、当時ほぼ寝たきりになっており、うつらうつらすることが多くなっていましたが、訪問看護師が守さんにどうしたいか尋ねたところ、「痛みをできるだけ軽くしてほしい。病院はいやなので最期まで自宅にいたい」とはっきり意思を伝えました。「ひとり暮らしだから、死ぬ時はひとりだと思うけど、すぐにあなたたちが見つけてくれるでしょ。だからぼくはひとりじゃないんです」と。とはいえ、守さんを支えるケアチームは、本当にひとり暮らしの守さんを自分たちで看取れるのかと不安でした。訪問診療医も最後は病院のほうが安心かもしれないと迷っていましたが、訪問看護師の「守さんの意思を尊重してよりよいケアを継続していこう」という一言で、在宅でのケアの継続が決まりました。

　葬儀や遺品、貯金等の整理については、本人の意思確認のもと、NPO法人と契約を結びました。

　守さんは徐々に衰弱していき、口からものを食べるのが難しくなりました。ただ、大好きなアイスを口に運ぶと、一口だけおいしそうに食べます。痛みは薬でコントロールできており、いつもラジオを聴きながら穏やかに眠っていました。

　ある日訪問看護師が訪れると、春のやわらかな日差しの入る大好きな自分の部屋で、守さんは静かに旅立っていました。

　自分の意思を明確に示し、ケアチームが支えることで守さんは満足のいく旅立ちを迎えることができました。

事例② 肺がん

増田緑さん（83歳 女性 夫、息子と3人暮らし）

家族による介護が難しくても
ぎりぎりまで自宅で過ごせた

　増田緑さんは、多発性肺がんの末期で入院していました。家族は、夫の寛さんと息子の洋平さんです。91歳の寛さんは、5年前にアルツハイマー型認知症と診断されました。また、45歳の洋平さんは、30代の時に交通事故に遭い、右半身にマヒが残っています。現在は無職です。

　緑さんには、がんの転移に伴う下半身マヒ、排せつ障害があり、尿管カテーテルが入っています。自宅に帰りたいと強く訴えていますが、排せつをはじめとする日常生活のケアや薬剤の管理などを寛さんや洋平さんができる状況ではありません。病棟の看護師は、退院できたとしても自宅にいられるのは3日が限度だと感じています。

　それでも緑さんの強い希望を受け、退院前カンファレンスが開かれました。緑さん、寛さん、病棟看護師、退院調整看護師、薬剤師、訪問看護師、ケアマネジャー、ヘルパーが出席しました。緑さんには、退院までの間に自分で薬剤の管理と痛み止めの貼り替えができるよう練習するよう伝えられました。寛さんの気持ちを確認すると「自分でできることは少ないが、みなさんに助けてもらいながらできるだけ本人の希望をかなえてやりたい」とはっきりと言いました。この意思表明を受けて、すべての職種が在宅での生活を支えることに賛同しました。

　訪問介護が毎日、訪問看護が週2回、訪問診療月2回など、ケアマネジャーの立てたケアプランに基づき在宅療養がスタート。体調のよい時は車いすで庭先に出て家族3人で写真を撮るなど、穏やかな時間が過ごせました。「できるだけ家にいたいが、いよいよ大変になったら入院したい」という緑さんの思いと「それに沿いたい」という寛さん、洋平さんの思いはすべての関係者が共有していました。

　3か月後、肩呼吸や、ひゅーひゅーぜいぜいといった旅立ちの時が近い喘鳴などの症状が出始めると、寛さん、洋平さんの不安が急激に増したため、2人の意向を受け、緑さんは緩和ケア病棟に入院しました。その2日後、寛さんと洋平さんの見守るなか、緑さんは穏やかに亡くなりました。

事例③ 肺がん

松下五郎さん（64歳 男性 ひとり暮らし）

入念な退院前カンファレンスで希望していた"終活"が実現

　松下五郎さんは、妻を早くに亡くしひとり暮らしです。子どもはいません。55歳で肺がんが見つかり、60歳から生活保護を受けています。

　がんはその後、リンパ節や脳に転移し、入院中です。呼吸困難がひどく、カテーテルも挿入されているため、病院にいるほうが安心なのですが、五郎さんは、自宅に帰りたいと訴えています。母親は自宅で看取りました。自分も人生の幕引きに備えて"終活"したいと言うのです。

　思い通りの"終活"をしたいという五郎さんの希望をかなえるべく、念入りな退院前カンファレンスが行われました。症状をコントロールするための服薬管理や急変時の連絡体制など、ケアマネジャーや訪問診療医、訪問看護師、訪問介護などのケアチームが綿密な打ち合わせを行いました。

　長期入院のために荒れていた自宅は、ケアマネジャーやケースワーカーが片付け、ベッドや在宅酸素機を運び込んで療養環境を整えました。

　そして、退院当日から、訪問診療、訪問看護、訪問介護が開始されました。五郎さんのことを心配していた民生委員やご近所の方も「できることは協力させてください」とケアマネジャーに声をかけてくれました。

　五郎さんは退院前に投与したステロイドが効き、症状が安定したなか、心残りだった"終活"に専念できました。

　不要なものは捨て、葬儀は生活保護の葬祭扶助費でまかなえる範囲で行ってもらうよう、唯一連絡のとれる親族である甥に連絡しました。

　自宅に戻ってから毎日の訪問介護と週2回の訪問看護を受けていた五郎さんですが、18日後に呼吸困難が悪化、自宅で過ごすことが難しくなりました。

　退院前カンファレンスで決めてあったとおり、訪問看護師から病院の看護師に連絡が行き、五郎さんは、緩和ケア病棟にスムースに入院することができました。その2日後、五郎さんは永眠しました。

COPD（慢性閉塞性肺疾患）
Chronic Obstructive Pulmonary Disease

ケース2 健一さんの場合

78歳／男性／3世代暮らし

診断に至るまで

　健一さんは、首都圏で50年ほど前から酒屋を営んでいます。今では、店は息子の俊雄さんにまかせており、時々店番をする程度。町内会の役員活動や、趣味の将棋仲間の集まりのほうが忙しいようです。自宅は店舗兼住宅の3世代同居で、1階が店舗、2階に健一さん、里子さん夫婦、3階に俊雄さん夫婦と孫が住んでいます。

　晩酌は毎晩2合、またたばこも20代から1日平均20本吸っています。

　15年ほど前に軽い狭心症を患った以外、健康だった健一さんですが、3年ほど前から息切れを感じるようになりました。周囲からは禁煙をすすめられましたが、聞き入れません。微熱もあり咳や痰も出るので、近所のかかりつけ医でもある2代目の若先生に風邪薬を処方してもらいましたが、いっこうによくなりません。

　そのうち2階への階段の昇り降りでも息切れし始めたため、再度若先生に相談したところ、出身私立大学付属病院の呼吸器科を紹介されました。

疾病の状況

　大学病院の呼吸器科で胸部レントゲン、血液検査、スパイロメトリー検査を行った結果、COPDのⅡ期と診断されました。禁煙とともに、健康保険がきき、比較的扱いが楽な在宅酸素療法をすすめられ、健一さんは、在宅酸素療法をスタートしました。

健一さんの選択肢

在宅酸素療法を選択後の重度の呼吸不全に対して、
- ① 人工呼吸器をつける
- ② 人工呼吸器をつけない
  - ⓐ 病院で亡くなる
  - ⓑ 自宅で亡くなる

※選択肢はこれがすべてではありません

在宅酸素療法をスタート

● 治療開始

　在宅酸素療法（Home Oxygen Therapy）とは、病状は安定していても身体に十分な酸素を取り込むことが難しい場合に、酸素供給装置を用いて自宅でできる療法です。細いチューブを鼻にあてて、酸素供給器から酸素を送り込みます。息苦しさが改善されて、血液中に不足する酸素を補うことができます。

　治療を開始したところ、健一さんの息苦しさは治まり、呼吸が楽になりました。その後薬物療法なども加えることで、咳や痰も治まり、快適な状態を保つことができるようになりました。

　将棋の集まりでの温泉旅行へも、携帯酸素ボンベ持参で参加できました。

> 最低月１回、在宅酸素療法を受けている医療機関を受診しなければならない。往診も可。在宅酸素には液体酸素と酸素濃縮器がある。それぞれのメリット・デメリットを考えて自分の生活形態に合った方を選ぶ。なお、都道府県によって機器使用にかかる電気代の補助や、市町村によってはタクシー代の一部やパルスオキシメーター（指などにはめて血液中の酸素飽和度を測定する医療機器）の購入助成制度がある。

● １年後

　引き続き在宅酸素療法を続けているものの、息切れが復活して１度に歩ける距離が短くなり、そのうちだんだん歩けなくなりました。

　胸が苦しくなり、若先生の紹介で再び大学病院に検査入院したところ、狭心症の再発と診断されました。入院という選択肢もありましたが、妻の里子さんは若先生と相談の結果、在宅での療養を継続させることにしました。介護保険を申請し、要支援２と認定されました。訪問看護を中心に時折通院し、健一さんは里子さんの介護を受ける暮らしが始まりました。

　しかし、半月後、風邪を悪化させてぜんそくのような症状を起こした結果、呼吸不全が進み、入院することになりました。

　医師からは**人工呼吸器**[※1]をつけることをすすめられました。症状が改善すれば外すこともできるといいます。健一さん、里子さん、俊雄さんで話し合い、外せることを期待して装着しました。

　幸い健一さんの症状は、数週間で改善し、人工呼吸器を外すことができました。

　ただ、退院後も呼吸が苦しくなっては、数か月おきの入退院を繰り返します。そして４度目に重度の呼吸不全となり入院。今回は自力での回復は難しいとの説明を医師から受けました。

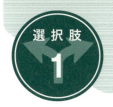

人工呼吸器をつける

　健一さんは意識レベルが低下しており、つけるかつけないかを自分で判断できる状態ではありませんでした。里子さんをはじめ家族は、再度外せるという一縷の望みを持って、人工呼吸器を装着する選択をしました。

- 挿管して人工呼吸器をつけると話ができなくなり、意識も混濁しがちでコミュニケーションが取れなくなる。

---

①の選択のここまでの治療期間と医療・介護等にかかる費用の目安（カッコ内は個人が負担する額）
　　１年９か月で　医療費は合計約600万円（個人が負担するのは**約60万円**）
　　　　　　※その後１か月ごとに約80万円（**約5万円**）

 しかし結局、健一さんは意識の戻らないまま、病院で亡くなりました。

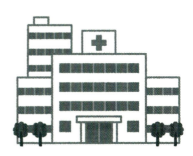

人工呼吸器をつけない

　里子さんと俊雄さんは、人工呼吸器をつけたほうがよいかどうか迷い、医師に「どちらがよいでしょうか」と質問しました。すると医師は、「それはご本人の価値観と意思によります」と言います。
　本人が常日頃から、「ただ管につながれて意識もなく生きるのはいやだ」と言っていたことを尊重して、人工呼吸器はつけないことにしました。

ⓐ 病院で亡くなる

②-ⓐの選択のここまでの治療期間と医療・介護等にかかる費用の目安（カッコ内は個人が負担する額）
　　１年７か月で　医療費は合計約500万円（個人が負担するのは約50万円）
　　　　　　　※その後１か月ごとに約75万円（約5万円）

 病院で、高濃度の酸素マスクだけをつけてもらいましたが、その後、病院で亡くなりました。

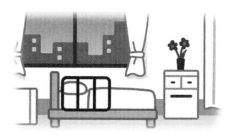

ⓑ 自宅で亡くなる

　本人は家で死にたいと言っていたので、家に連れて帰り、訪問診療と訪問看護を受けながら、在宅酸素療法を再開しました。看取りに対しても心がまえをしました。

　📝 訪問診療・訪問看護を行うには、数日の準備期間が必要なので、できるだけ早めにケアマネジャーもしくは病院に相談しておく。

②-ⓑの選択のここまでの治療期間と医療・介護等にかかる費用の目安（カッコ内は個人が負担する額）

1年7か月で　医療費は合計約450万円（個人が負担するのは**約50万円**）
※その後1か月ごとに約35万円（**約3万円**）

健一さんは誤嚥性肺炎を起こしましたが、最期の状態について訪問看護師から十分な説明を受けていた里子さんと俊雄さんは、かねてから決めてあった通り、救急車は呼びませんでした。
家族に看取られて、健一さんは自宅で亡くなりました。

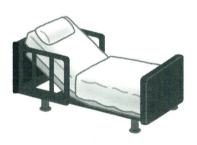

用語解説

【※1】人工呼吸器
自発呼吸が難しくなった場合に人工呼吸を自動的に行うための医療機器。回復すれば外せるが、回復する見込みがない場合は、外せば死亡することが明らかであるため、人工呼吸器の取り外しにつき、刑事責任を追及されることもある。そのため、装着する際にはよく考えて行う。気管に挿管するタイプのほか、マスクを装着するタイプもある。

事例④　COPD

富田幸一さん（85歳 男性 ひとり暮らし）

「大病院だから絶対に治るはず」から「こんなはずではなかった」に

　富田幸一さんは、元大学病院の事務長です。50歳で離婚して、以後はひとり暮らしです。佳代子さんという娘がいて、車で30分ほどの場所に住んでいます。幸一さんは、離婚後なんでもひとりでやってきたせいか、がんこでわがまま。人の意見にあまり耳を貸さないタイプです。

　75歳の時、昔勤めていた大学病院でCOPDとの診断を受けました。定期的に通院していましたが、COPDが悪化し、84歳で大学病院に入院しました。

　病院では寝たままの生活のため、どんどん体力が低下します。

　「このままでは歩けなくなる」と心配した佳代子さんは、在宅介護や在宅看護の選択肢もあることを幸一さんに伝えますが、完全に無視されました。もともと病院といえば大学病院が一番と思っているため、大学病院の専門医の言うことしか聞かないのです。

　幸一さんは、「呼吸が苦しい」と訴え続け、専門医のすすめで気管切開した結果、会話ができなくなりました。また嚥下機能も衰えたため、胃ろうもすすめられました。佳代子さんは迷いましたが、幸一さんが胃ろうにすると意思表示をしたので、その気持ちを尊重して胃ろうを造設しました。

　多くの管につながれて衰弱していくなか、今度は病院の担当医から、長期療養型病床への転院をすすめられます。

　「ここは急性期病院ですので、できることはもうありません。在宅療養も無理でしょう」と言われてしまいました。

　結局幸一さんは病状が悪化し、転院もできないまま病院で亡くなりました。幸一さんは「大学病院には一流の医師がいるのだから、絶対に治って退院できる」と信じていましたが、途中から自分の思ったとおりにいかないことが多くなり、失意のうちに亡くなりました。

　佳代子さんは、「どうしたらよかったのだろう」「どうしたら父の思う通りの最期を迎えられたのだろう」と今でも自問自答しています。

事例⑤ 脊柱管狭窄症

橋本司さん（95歳 男性 妻と2人暮らし）

かかりつけ医のセカンドオピニオンで
2回目の手術を回避

　橋本司さんは妻との2人暮らしです。5歳年下の妻の喜久子さんはもともとあまり身体が丈夫ではなく、司さんは、若い頃からこまめに家事を手伝っていました。ですが、60歳の時にひどいぎっくり腰を患って以来、腰痛の持病をかかえています。

　86歳の時、朝起きたら、足がしびれて動けなくなりました。這うようにしてタクシーに乗り大学病院へ行ったところ、診断は、脊柱管狭窄症。そのまま入院、手術となりました。脊柱管狭窄症とは、加齢やその他の原因で脊柱管が狭くなり、その結果神経が圧迫されて腰痛やしびれなどが起こる病気です。手術後、司さんはリハビリをがんばり、1か月で退院、杖も使わず、今までどおりの生活を送っていました。

　しかし、1年後、今度は手がしびれるようになりました。以前手術をした大学病院で検査を受けたところ、今度は頸椎の脊柱管狭窄症と診断されました。大学病院の医師は手術の選択肢をすすめますが、司さんは前年の入院やその後のリハビリの大変さを思い出し、気がすすみません。そのため、定期健診の際に、内科のかかりつけ医に相談してみました。

　内科医は、頸椎の手術は全身症状を悪化させるリスクが大きいと考え、この年齢での手術は危険と判断しました。

　司さんの希望で、大学病院での今後の治療の説明の際に、かかりつけ医のところにいる訪問看護師が同行することになりました。

　専門職が同行したことで、大学病院での説明は慎重になったようです。結局、手術は積極的にはすすめられず、「年齢も年齢なので、しばらく様子を見ましょう」と薬物による保存療法を行っていくことになりました。

　「かかりつけの先生に相談せずに手術していたら、寝たきりになっていたかもしれない」と、司さんはかかりつけ医に相談したことを心からよかったと思っています。

　その後、95歳の時に老衰で亡くなるまで、脊柱管狭窄症とうまくつきあいながら年を重ねました。

糖尿病
Diabetes

ケース3

敦さんの場合

診断に至るまで

敦さんは、都内の築30年のマンションに住んでいます。同い年の妻の照子さんと2人暮らしで、子どもはいません。行政書士として行政書士事務所に勤務した後、40歳で独立、70歳で引退しました。ドライブとカメラが趣味です。

30代から血糖値の高さは指摘されていましたが、特に生活は改めませんでした。独立後は健康診断もさぼりがちで、45歳の時、妻の強いすすめで受けた人間ドックで糖尿病Ⅱ型が発覚、インスリン治療を始めました。特に自覚症状はありません。それを機に禁煙はしましたが、飲酒はやめられず、今も毎晩ビール2缶程度は飲んでいます。

特に悪化したという自覚もなく暮らしてきた敦さんですが、76歳の時に脳梗塞を発症。右半身にマヒが残り、言語機能も損なわれました。

介護認定は要介護3です。

疾病の状況

その後は、1か月に1度、糖尿病の定期健診のために、糖尿病専門外来に夫婦で通院しています。照子さんは車の運転ができないため、タクシー通院です。

また、脳梗塞の後遺症による右半身マヒのリハビリも続けています。

敦さんは介護保険による訪問介護と照子さんの介護で自宅療養を続けてきましたが、照子さんも白内障が進んで視力が弱くなり、ケアマネジャーからは、施設への入所をすすめられています。

敦さんの選択肢

1. 在宅で療養する
2. 介護付き有料老人ホームに入居する

※選択肢はこれがすべてではありません

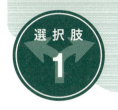
在宅で療養する

　敦さんと照子さんはよく話し合った結果、今までどおり、家で療養することを選択しました。
　敦さんは、右半身がマヒしていて自分で**インスリンを投与する注射**※1をすることができないため、照子さんが1日4回注射していますが、白内障が進行しており投与量が適当になっていることもしばしばあります。

- ✅ ホームヘルパーが提供できる介護サービスは身体介護と生活援助に限られており、医療行為に当たるインスリンを投与する注射はできない。
- ✅ 効果は落ちるが、1日1回投与や飲み薬などに変更する方法もある。

　そのような状態が続いたところ、1か月に1度の糖尿病の定期検診時に、敦さんの血糖値が上がっており、コントロールができていないことを医師に指摘されてしまいました。医師は家庭の事情を詳しく知りません。そのため、間食や飲酒などが原因ではないかと推測し、厳しく指導したうえで栄養士の指導も受けることになりました。しかし、敦さんの血糖値上昇は食生活が原因ではありません。
　そこで、状況を把握しているホームヘルパーの報告を受けたケアマネジャーが通院時に付き添い、医師にインスリン投与の回数を減らすなど他の方法がないか相談しましたが、解決策はないとのこと。妥協案として訪問看護を取り入れることになりました。

- ✅ 自宅での介護状況や暮らしの説明をする役割として、ケアマネジャーに付き添ってもらうのも1つの方法。

　ケアマネジャーと訪問看護師からインスリン以外の治療法も行ってくれる医師に替える方法もあると提案されましたが、大病院が一番と信じている照子さんは、受け入れません。

- ✅ 糖尿病の治療法にはいくつかの方法があり、本人を取り巻く環境とQOLに併せて選択が可能。セカンドオピニオンをとるのも選択肢の1つ。

　インスリン投与を正しい分量で行うため、訪問看護師のアドバイスで、照子さんがインスリン注射をする際に、ホームヘルパーが目盛りを確認することを徹底しました。これが功を奏し、その後

【ケース3】糖尿病　敦さんの場合

敦さんの症状は安定します。
　自分ひとりが大変だと感じ、当初は孤立感を抱いていた照子さんですが、周りのサポートを受けて孤立感が徐々に薄れてきました。夫婦ともに気持ちが落ち着き、介護環境も安定していきました。

● 1年後

　敦さんの糖尿病が進行し、状態が徐々に悪化しました。誤嚥性肺炎を起こし、不安になった照子さんが救急車を呼び、病院で治療を受けました。
　退院後は在宅で看取ることに決めました。看取りに備えて、訪問診療、訪問看護、訪問介護の連携によるサポート体制を組みました。

---

①の選択のここまでの治療期間と医療・介護等にかかる費用の目安（カッコ内は個人が負担する額）
　　　　　1年6か月で　医療費は合計約460万円（個人が負担するのは**約45万円**）
　　　　　　　　　※その後1か月ごとに約30万円（**約3万円**）

敦さんの症状が悪化し、訪問診療医からあと1、2日と告げられました。
肺炎を起こしましたが、訪問診療と訪問看護のサポートを受けながら、最期は照子さんに看取られて、敦さんは自宅で亡くなりました。

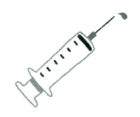

用語解説

【※1】インスリンを投与する注射
　糖尿病では、血糖を下げるホルモンであるインスリンが不足したりうまく働かなくなるので、医師の指示した適量を定期的に投与することが必須。

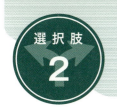

介護付き有料老人ホームに入居する

　まずは、特別養護老人ホーム（→70ページ）を考えた敦さんと照子さんでしたが、待機者が多く、1年以上待つことが予想されたため、東京都下に新しくできた比較的安い介護付き有料老人ホーム（→69ページ）への入居を決め、預貯金を解約して夫婦で契約しました。

　自宅の処分などの手続きがあるため、まずは敦さんだけが入居することになりました。

　ホームの看護師がインスリンの投与の管理をしてくれ、また、インスリンの投与の方法は、老人ホームと提携している訪問診療医の診断で、1日1回とし、飲み薬を併用することになりました。

　照子さんは、自宅の処分などを終えてから夫のいるホームに入ろうと、夫の後輩の行政書士に相談しながら、金融資産の整理やマンションの売却などを進めていましたが、疲れも重なり、転んで骨折してしまいました。手術後、照子さんは1か月で退院しましたが、気力・体力とも衰えてしまいました。老人ホームに入れる準備はほぼ整っていましたが、環境が大きく変わることに不安を感じて、当面そのまま在宅を続けることにしました。

> 📝 子どもなど財産管理をしてくれる人がいない場合は、早いうちから専門家にも相談しながら、金融資産や不動産などの整理と処理をしておく必要がある。

　ホームのスタッフや訪問診療医の管理のもと、敦さんの糖尿病の症状は安定しています。

● 6か月～1年後

　その後、不動産や金融資産の処理をすべて終えた照子さんは、気持ちも安定してきたため、ホームで敦さんとの暮らしを始めました。

---

②の選択のここまでの治療期間と医療・介護等にかかる費用の目安（カッコ内は個人が負担する額）
　　　1年6か月で　　医療費は合計約570万円（個人が負担するのは**約60万円**）
　　　　　　　　　※その後1か月ごとに約35万円（**約4万円**）
　　　　　　　　　　　　　　別途介護付き有料老人ホームの入居一時金、月額利用料等が必要となる。

肺炎を起こした敦さんですが、訪問診療のサポートを受けながら、最後はホームで照子さんに看取られて亡くなりました。

事例⑥ 糖尿病

鈴木清さん（78歳 男性 妻と2人暮らし）

糖尿病を軽視した結果失明
数年後には足の切断に

　鈴木清さんは、65歳で不動産会社を退職しました。子どもはおらず、妻の百合子さんと2人暮らしです。たばこは20年前にやめましたが、毎日の晩酌は欠かしません。30代の頃から太り始め、55歳の時には、172センチで90キロという肥満体型で、高血圧も指摘されました。

　まだ働いていた60歳の時に、身体のだるさと口の渇きの症状から会社そばのクリニックを受診したところ糖尿病が判明します。

　糖尿病専門外来クリニックの医師から「糖尿病は、生活習慣を改善し、薬をきちんと飲んでいればコントロールできる病気です」とのアドバイスを受けましたが、「いつか食べられなくなる日が来るなら、今のうちに食べられるものを好きなだけ食べたい」と、あまりまじめに考えていませんでした。

　退職後も専門クリニックに通っていましたが、70歳を過ぎてから通院がおっくうになり、かかりつけ医を自宅近くの診療所に変えました。

　紹介状をもらってないので、診療所は今までの検査結果等が把握できませんが、清さんにもらう気はありません。

　「薬だけ出してくれればいいんだ」と8種類の薬をもらって満足しています。時折薬も飲み忘れているようですが、注意すると機嫌が悪くなるため、百合子さんもお手上げの状態です。

　ある日、急激な視力の低下を訴え眼科に行ったところ、眼底出血と診断されました。治療のかいなく、両目を失明。

　数年後には、足の末梢神経も壊疽を起こし、右足も膝から下を切断せざるを得なくなりました。同時に腎機能も低下して、人工透析が必要となり、長期療養型病院に入院します。入院後半年で脳出血を起こし亡くなりました。

　清さん夫婦には糖尿病の本当の怖さに対する知識がありませんでした。「糖尿病の怖さを知っていれば」と後悔する百合子さんです。

事例⑦　肝硬変

新井聡さん（65歳　男性　ひとり暮らし）

弁護士に遺産管理を
依頼する希望も間に合わず

　新井聡さんは、40代で離婚し、現在はひとり暮らしです。元妻とも3人の子どもとも音信不通です。大学卒業後ずっとメーカーの営業畑で働いてきました。たばこは吸いませんが、仕事柄接待が多く、毎日ビールを1リットル以上飲む生活を長く続けてきました。もともとお酒が好きで、休日でも休肝日を設けたことはありません。

　63歳で仕事を辞めた後も同じような生活を続けていましたが、あまり動いてもいないのにだるくて起き上がれないことが続きました。

　友人に「顔が黄色いぞ」と言われ、はじめて病院に行きましたが、そこで末期の肝硬変と診断され、即入院となりました。

　入院後、自分の財産を管理する者がいないため、心配になり弁護士を手配しました。今後自分にかわって弁護士に財産を的確に管理してもらおうと思ったのです。任意の財産管理及び任意後見制度（→82ページ）を利用すれば、それが可能です。

　しかし、弁護士が病院を訪れた時には、聡さんは意識障害を起こし、判断能力が著しく低下していました。判断能力のない本人から依頼を受けることはできません。そのため弁護士は、市長へ成年後見開始審判の申立をするように依頼しましたが、市長は動いてくれず、妹の清子さんに申立するよう持ちかけました。ほとんど聡さんと交流がなく、極力かかわりあいを避けたいと思っていた清子さんですが、兄の最後の希望とのことで、弁護士に成年後見開始審判申立を依頼しました。

　しかし時すでに遅し。弁護士が申立準備をしている間に病状が悪化し、聡さんは息を引き取りました。意識障害が回復することもなく、遺言も作成できませんでした。

　弁護士は、その後音信不通だった3人の子どもを探し出し、遺産を渡して法定相続は終了しました。音信不通だった子どもたちは生前にもう1度会いたかったと肩を落としていました。

　弁護士は、「肝硬変がここまで悪くなる前に、地域包括支援センターなどを頼り、もっと早く法律の専門家を呼んでくれたら」と忸怩たる思いでいっぱいです。

認知症

Dementia

ケース4 　晴子さんの場合

診断に至るまで

晴子さんは、地方都市の築40年の一戸建てに住んでいます。夫の守さんは2年前に肺炎で死亡し、現在はひとり暮らしです。息子の隆志さん夫婦は東京在住で、お盆やお正月には帰省します。また晴子さんの弟の一さん一家は晴子さんと同じ市内の車で30分ほどのところに住んでいます。結婚後晴子さんは、守さんの実家が経営する町工場で経理を担当していましたが、10年前に工場は閉鎖、以後は無職です。1日5本のたばこと1本のビールが楽しみです。高血圧と診断され、60歳から血圧降下剤を服用しています。

活発で友達も多い晴子さんですが、1、2年前からなんとなく元気が出ず、これまで毎月、熱心に参加していた俳句の集まりも、億劫になって時々休むようになりました。地域の老人会の副会長も、みんなに推されて続けているものの、この頃、会の運営などで戸惑うことが多くなったように感じています。料理や洗濯もできているつもりですが、1日が終わるとどっと疲れがでます。東京に住んでいる隆志さんに電話で相談すると、歳の割には活発だし、心配はないと言われましたが、自分では、なんだか急に頭の働きが悪くなってきたような気がしてとても不安になっています。

市が主催する認知症に関する公開講座に参加してみると、自分は、まだそれほどのことはない、と思うものの、認知症の始まりはうつと間違えられ易いという話を聞くと、もしかしたらという不安はますます強くなりました。

思い切って、市の講演会で知った情報をもとに、その地域の認知症疾患医療センターに指定されている大学病院の物忘れ外来※1を受診しました。

疾病の状況

診察の結果、MRIでは異常が確認できなかったものの、診察した医師の所見、心理検査の所見から、アルツハイマー型認知症※2の可能性が高いと診断されました。

在宅のひとり暮らしの後、2年後にサービス付き高齢者向け住宅に入居、その後介護付き有料老人ホームに移り、

晴子さんの選択肢

① 胃ろうを造設する
② 胃ろうを造設しない

※選択肢はこれがすべてではありません

● 治療開始

検査の説明を聞いた後、晴子さんは専門医と相談して、アルツハイマー病の進行を遅らせる抗認知症薬、**ドネペジル**[※3]を、毎朝1錠服用することになりました。

以前から服用している降圧剤を含めると薬が増えるので、医師に頼んで、かかりつけ医に紹介状を書いてもらい、飲まなくてはいけない薬はすべて、同じかかりつけ医から処方されるようにしました。また、それまで決めていなかったかかりつけ薬局を決めて、他の診療科にかかった場合でも、薬のことはすべてここで管理してもらうことにしました。

さらに、専門医のアドバイスで次のような決断をしました。

- 車の運転は当面継続し、現在通っているスポーツジムにはこれまでどおり通う。
- 俳句の集まりは、中心となる人に今の状態について説明し、無理のない範囲で参加を継続する。
- 老人会の副会長は今季限りで引退し、一会員としてできることを続ける。

診断後、晴子さんは地域包括支援センターを訪ねてみましたが、利用できそうなサービスはありませんでした。ただ、困った時はいつでも相談に乗ると言ってもらい、少し安心できました。

心理カウンセリング

認知症と診断されると、本人は一見元気そうにみえても、不安が強く、自信を失い気味になる。そうした場合、薬物療法と並行して心理カウンセリングを利用するのも効果的である。

心理カウンセリングでは、心理カウンセラーに、不安や心配事を回避されずに丁寧に受けとめてもらうことができるため、安心して考えや気持ちを話すことができる。言葉がうまく出なくても、急かすことなく、かわりに言葉をみつける手伝いをしてもらえるなど、不安を取り除き、自分を取り戻す助けとなる。また、病院や施設では、認知症の人のための心理療法グループのセラピーもある。そうしたグループに参加すると、同じ悩みを持つ人に出会うことができ、「ひとりではない」と実感することができる。

利用したい場合は、近隣の施設を探してみるとよい。保険適用外。

📝 この段階で家族が行ったほうが良いこと

- 本人と一緒に、専門医の説明を聞き、状況の正しい把握に努める。
- できる限り再診にも付き合い、状況の変化を一緒に把握する。
- 不安そうにしていること、自信がなさそうなことは手伝ってあげる。
- 無理のない範囲でなるべく一緒に過ごす時間を持つ。

- 本人が楽しんでいること、始めてみたいことをできるように後押しをする。
- 今までやっていたことは、本人が逡巡しても、なるべく続けさせる。
- 講演会、図書などを利用して、アルツハイマー型認知症という病気の正しい理解に努める。
- 旅行、冠婚葬祭など、いつもと違うイベントにはできるだけ付き添う。
- 本人が十分理解できるうちに、資産管理の方法などを相談しておく。

この段階で家族がしてはいけないこと

- 叱咤激励したり、口だけの慰めを言ったりする。
- 本人が乗り気になれないことを強いる。
- 記憶力や見当識を試すような会話をする。
- 思い出せずにいる時に、ヒントを出して思い出すようしつこく促す。
- 先回りしてあれこれ深刻な事態を想定し、本人の意向を聞きだそうとする。
- 話の繰り返しに対し、「何回も聞いた」、「さっきも聞いた」などと言う。

地域・自治体とのかかわりが求められること

- 本人が興味を示すような地域のプログラムがあれば、参加できるよう手伝う。

● 6か月後

相変わらずひとりで生活を続けていますが、正月に帰省した隆志さんは、晴子さんが通帳や保険証など、大切なものを探し回ることが多いことに気がつきました。今のところ、自分でしまい忘れたという自覚はある様子です。家の中はなんとなく片付かなくなって、いろいろなものが収納されずに机の上に放置されている状態です。隆志さんの目には、食事の内容が貧弱になったような気がしますが、指摘すると、本人はひとり暮らしではつくる意欲がわかないのだと言います。

この間、自信がなくなったと言って車の運転をやめ、運転免許証を返納しました。

ただ、ジムには、電車を利用して週1回通っています。新たに高齢者用の機能維持プログラムに参加するようになりました。

また、本人の不安を解消するために、**日常生活自立支援事業（旧・地域福祉権利擁護事業）**[※4]の利用契約を結びました。年金が振り込まれる通帳、家の権利書、実印などの重要なものの保管を依頼し、生活費の管理も任せることになりました。

● 1年後

　晴子さんはしきりにひとり暮らしの不安を訴えるようになり、頻繁に隆志さんに電話をします。隆志さんは、同じ市内にいる一さんに事情を話し、時々、様子を見にいってもらうことにしました。

　同時期に介護保険を申請して、要介護1の認定を受けました。ケアマネジャーが決まり、日常生活自立支援事業の生活支援員とあわせて身近に相談相手ができました。また同時に隆志さんと公証役場で任意後見契約（→82ページ）を結びました。制度を利用することで、より周りの支えを実感できて、晴子さんも少し落ち着きました。身の回りのことも少しずつできなくなってきたため、ホームヘルパーに、家の掃除と買い物の支援を依頼しました。隆志さんは、晴子さんの地元、自分の家の近くの両方で、本人の年金と資産で入居できる施設の検討を始めました。

● 2年後

　いよいよひとり暮らしが難しくなり、友人や親戚の多い晴子さんの地元で探したサービス付き高齢者向け住宅（→69ページ）に入居しました。

● 3〜4年後

　認知機能の低下と同時に身体機能の低下も目立つようになり、身体介護が必要になってきました。

　そのため、「そろそろ自分が後見人としての活動を始めたほうがよいのではないか」という隆志さんの提案に晴子さんも納得して、**任意後見**[※5]を開始する手続き（家庭裁判所に任意後見監督人選任申立をする）をしました。隆志さんは、晴子さんの自宅を整理して、隆志さんの家に近い介護付き有料老人ホームを契約、晴子さんはそこに移りました。

　当初は、環境の変化に慣れることができずに混乱した晴子さんでしたが、半年ほどしてようやく慣れた頃から、繰り返し熱を出すようになりました。ホームが委託している医師からは、嚥下機能が低下したための、誤嚥性肺炎（→16ページ）であると診断されました。

　自分で食事をとれなくなり、ホームのスタッフが1対1で食事介助をしなければならなくなりました。口に入れてもなかなか飲み込まないために、食事介助に1時間以上かかってしまいます。

　隆志さんはホーム長から「**胃ろう**[※6]を造設してはどうか」と言われました。しかし、自然な経過を希望していたので、隆志さん夫妻、時折、弟の一さんが交代でホームに出向き、朝食、夕食は1対1でゆっくり介助し、昼食はホームに任せることとして、できるだけの介助を依頼しました。

　それでも、晴子さんの食べられる量が次第に減り、身体がやせてきて仙骨部にじょく瘡ができました。誤嚥性肺炎の起こる頻度も上がっています。ある時、今度は委託医から、これ以上口から食べさせるのは危険で、生命を維持するには胃ろうからの栄養が望ましいと言われました。実際、家族がゆっくり介助しても、食事がのどを通る量はわずかでじょく瘡はさらに進行しました。

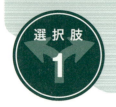

胃ろうを造設する

　胃ろうからの栄養摂取を開始した直後は、体重が増し、じょく瘡も回復しました。表情も明るくなり、アイスクリーム、プリンなどの大好きな甘いものを一口、二口、口に入れてあげるとうれしそうな表情を見せるようになりました。
　1年ほどたつと、脳の萎縮はさらに進行し、表情がなくなり、声かけにも反応を示さなくなりました。手足の関節の拘縮も進行し始めました。
　同じ頃から、時々肺炎を繰り返すようになりました。

---

①の選択のここまでの治療期間と医療・介護等にかかる費用の目安（カッコ内は個人が負担する額）
　　　6年6か月で　医療費は合計約1,200万円（個人が負担するのは**約95万円**）
　　　　　　　※その後1か月ごとに約30万円（**約3万円**）
別途サービス付き高齢者向け住宅の敷金と月額利用料及び介護付き有料老人ホームの入居一時金と月額利用料等が必要となる。

 晴子さんは、肺炎を起こして介護付き有料老人ホームで亡くなりました。

用語解説

【※1】**物忘れ外来**
　老化現象からくる生理的な物忘れと認知症の初期は見分けがつきにくいため、認知症の専門医が、血液検査、画像検査、生理的検査、神経心理学検査等を行う認知症の専門外来。

【※2】**認知症**
　認知症には、アルツハイマー型認知症、レビー小体型認知症、脳血管性認知症など、いくつか種類がある。なかでも、特殊なタンパク質による脳細胞の変性によって発症するといわれているアルツハイマー型認知症は、認知症の半分以上を占める。

【※3】**ドネペジル**
　アルツハイマー型認知症、レビー小体型認知症の進行を抑制する薬として古くから使用されている。代表的商品名はアリセプト。

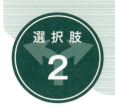 **胃ろうを造設しない**

　末梢から点滴による水分の補給等を行い、2か月後までは生命を維持できました。しかし、徐々に末梢血管からの点滴が難しくなって中止せざるを得なくなりました。

---

②の選択のここまでの治療期間と医療・介護等にかかる費用の目安（カッコ内は個人が負担する額）
5年2か月で　医療費は合計約600万円（個人が負担するのは**約60万円**）
※その後1か月ごとに約30万円（**約3万円**）

別途サービス付き高齢者向け住宅の敷金と月額利用料及び介護付き有料老人ホームの入居一時金と月額利用料が必要となる。

 晴子さんは、衰弱して、介護付き有料老人ホームで亡くなりました。

用語解説

【※4】日常生活自立支援事業
（旧・地域福祉権利擁護事業）
区市町村社会福祉協議会等が、認知症高齢者等など判断能力が十分でない方を対象に提供しているサービス。地域で安心して暮らせるよう、福祉サービスの利用援助を中心に、日常的な金銭管理サービス、重要書類の預かりなどの支援をしてくれる。これらのサービスを利用するためには、区市町村社会福祉協議会等と契約をする必要がある。

【※5】任意後見（制度）
本人の判断能力のあるうちに、認知症等により判断能力が低下して財産管理等ができない場合に備えて、あらかじめ契約をもって依頼する人及び依頼事項を決めておく制度。契約（任意後見契約）は公正証書（公証人が作成する公文書）で行う必要がある。本人の判断能力が低下した後に、依頼しておいた人（任意後見受任者）等が家庭裁判所に任意後見監督人選任申立を行い、契約で決めたとおりの財産の管理等をスタートすることができる。

【※6】胃ろう
内視鏡的手術で胃に穴を開け、直接栄養を投与する方法。比較的簡単で安全に造設でき、口から食べられるようになったら外すことも可能。定期的にカテーテルなどの器具を交換する必要がある。

事例⑧ レビー小体型認知症

大久保次郎さん(73歳 男性 夫婦2人暮らし)

家族のための相談会で徐々に希望を取り戻す

　大久保次郎さんは、妻のまり子さんとの2人暮らしです。専業主婦のまり子さんとの間に子どもはいません。長く勤めたメーカーを67歳で退職し、その後は悠々自適の生活を送っていました。

　ところが、70歳になった頃、次郎さんがおかしなことを言うようになりました。夜中に起き出して、「コロがいる」と犬の名前を呼び、「ごはんをあげなきゃ」と騒ぐのです。2人が犬を飼っていたのは、もう遠い昔のことです。まり子さんは、「何おかしなこと言っているの。犬なんていないじゃないの！」と叫ぶ毎日でした。

　病院に連れて行ったところ、レビー小体型認知症との診断を受けました。認知症の中でもやや男性に多いタイプの認知症です。

　まり子さんは、あんなにしっかりしていた夫が認知症になったことにショックを受け、誰にも相談できず、ひとりで悶々としながら苦しんでいました。

　ある時、新聞にはさまれた区報に「認知症の介護をする家族のための相談会」とあるのを見て、半信半疑でしたが、思いきって行ってみました。そこで、自分と同じように、また自分以上に大変な思いをしている人がたくさんいることを知ったのです。デイサービスや認知症の人が集うカフェをすすめられて、2人で通うようにもなりました。

　カフェでは、認知症の人自らがコーヒーを運んできてくれたり、認知症の人同士が笑顔で話をしたりする様子に最初は驚きましたが、次郎さんは同じ病気を持った人同士で話をするうちに、気の合う仲間ができました。そして、症状も落ち着いて、通うのを心待ちにするようになりました。まり子さんも専門家に率直に相談できることで気持ちに余裕が出てきました。

　認知症になってもできないところをサポートする人やツールがあれば、まだいろいろなことができるのだということを教えてもらい希望がわいてきました。介護を通じてできたたくさんの人との出会いと支えに、心から感謝しています。

事例⑨ アルツハイマー型認知症

木村純子さん（78歳 女性 ひとり暮らし→娘夫婦と同居）

心理カウンセリングで気持ちと心が軽くなった

　木村純子さんは78歳の専業主婦です。5年前に会社員だった夫を亡くし、ひとり暮らしとなったため、心配した長女の祥子さん一家が実家に引っ越し、一緒に暮らすようになりました。

　純子さんは、元々活動的な女性で、趣味の絵手紙、水泳、ガーデニング、地域でのボランティアなどで忙しくしていましたが、半年前ほどから、人と会いたがらなくなり、外出もしなくなりました。もの忘れもはじまり、祥子さんが病院に連れて行ったところ、アルツハイマー型認知症との診断を受けました。

　投薬治療を行うことになりましたが、診断にショックを受けた純子さんはますますふさぎがちとなり、時折「もう生きていてもつまらない」と口走るようになりました。

　医師に相談したところ、心理士によるカウンセリングを勧められ、2週間に1回、50分のカウンセリングを定期的に受けることになりました。初回のカウンセリングで、純子さんは、会社員だった夫が脳梗塞で倒れたあと、数年にわたって看病したことをはじめ、夫のことで気になっていたエピソードを語りました。

　その後もカウンセリングでは、子ども時代のこと、学生時代のこと、結婚生活のことに話が及び、純子さんは「頭にずっとひっかかっていた夫のことに一区切りついた気がする」と言います。

　「専門家にお話しするとこんなに楽になるんですね。もっと早くくればよかった」とカウンセリングを心待ちにするようになりました。娘の祥子さんも、カウンセリングから帰ったあとの純子さんの表情が生き生きしているので、カウンセリングをすすめて本当によかったと思っています。

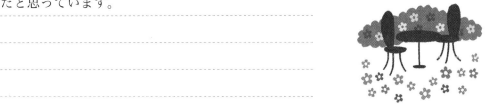

認知症

Dementia

幸男さんの場合

ケース5

78歳 男性 2人暮らし

診断に至るまで

　幸男さんは、首都圏の一戸建てに妻の美加さんと住んでいます。同じ敷地内の庭を挟んで長女の道子さん一家の家があります。長男の卓さんは、アメリカの現地法人で社長をしており、単身赴任中です。妻の優子さんと孫の葉月さんは都内でマンション暮らしをしています。

　幸男さんは大手メーカーの営業畑一筋。役員まで勤め上げ、退職後は子会社の社長・顧問となり、今も週に3日出社しています。飲酒は営業時代から習慣化しており、平均で日本酒を1日2合ほど飲みます。ゴルフはシングルの腕前です。

　仕事はさほど忙しくないのですが、幸男さんが乗り換え駅を間違えて約束の時間に遅れたり、来客とのアポイントを忘れたりすることが度々起こるようになりました。道子さんの夫の豊さんは、幸男さんの元部下で、そんな幸男さんの評判が耳に入ってきました。道子さんや美加さんに伝えるものの家族は認めたがらず、そのうち1年が過ぎてしまいました。

　そんなある日、幸男さんは家への帰り道がわからなくなり、警察に保護されました。そこで家族は、はじめて事態の深刻さに気づき、道子さんが認知症の母親の介護にあたる友人に相談し、物忘れ外来を受診することをすすめられました。

疾病の状況

　近所の物忘れ外来でMRIや記憶テストなどを行った結果、幸男さんはアルツハイマー型認知症と診断されましたが、美加さんをはじめ家族は納得できず、都心の大病院で再診断を受けることになりました。予約がいっぱいですぐには受診できず、受診できたのは1か月後です。

　ここでも診断は近所の病院と同様でした。アルツハイマー型認知症との診断を受け、抗アルツハイマー薬による治療が開始されました。介護保険の申請もすすめられましたが、本人も家族も受け入れられず、結局申請しませんでした。

幸男さんの選択肢

診断から1年後、
① グループホームに入居する
② 在宅での生活を続ける

※選択肢はこれがすべてではありません

● 治療開始

　幸男さんはまさか自分が認知症になるなどと考えたこともなく、非常にショックを受けました。家族も同じです。会社へは体調不良とだけ伝え、退職しました。

　抗アルツハイマー薬は、副作用で下痢や嘔吐があったため本人が嫌がってやめてしまいました。病院へもその後通院していません。趣味のゴルフには誘われれば出かけていましたが、スコアが数えられずに不正をしたと仲間から責められたことがあり、行かなくなってしまいました。家に閉じこもりがちになり、テレビの前でボーっとすることが増えてきました。

認知症の症状

認知症の症状は「中核症状」と「行動心理症状（BPSD）」の２つに分類される。

* **中核症状**

　脳の細胞が壊れることによって直接起こる症状。認知症の人すべてにみられる。

　・記憶障害……………………………新しいことを覚えられない、前のことが思い出せない。
　・見当識障害…………………………日時、場所、人物がわからない。
　・判断力の障害（実行機能障害）…段取りが立てられない、計画できない。

* **行動心理症状**

　本人の性格や環境の変化などが加わって起こる症状。
　安心して生活できる環境の整備、介護者の対応の仕方の工夫、あるいは向精神薬などにより軽減可能。

　〈心理症状〉

　・抑うつ……………………気持ちが落ち込んでやる気がない。
　・妄想………………………物を盗まれたと言う。
　・幻覚………………………実際にないものが見えたり、いない人の声が聞こえたりする。
　・不安・焦燥………………落ち着かない、イライラしやすい。

　〈行動症状〉

　・徘徊…………………………無目的に歩き回る、外に出ようとする。
　・介護抵抗……………………入浴や着替えを嫌がる。
　・睡眠覚醒、リズム障害……昼と夜が逆転する。
　・暴言、暴力、攻撃性………大きな声をあげる、手をあげようとする。
　・食行動の異常………………何でも食べようとする。

● 3か月後

　海外赴任していた長男の卓さんが一時帰国しました。幸男さんの病状と今後について、家族会議を開きましたが、卓さんは幸男さんの変わり様を受け入れられず、「近くにいながら何していたんだ」と美加さんと道子さんを非難しました。幸男さんのことも「しっかりしてくれよ」と責めます。
　「恥ずかしいから近所には絶対に知らせるな」と言い置いて帰っていきました。

● 6か月後

　幸男さんに不可解な行動が目立つようになりました。
　ちょっと目を離したすきにスーツにサンダルで外へ出て行き、何時間も帰らずに家族総出で探すことが何度かありました。
　昼間寝ていることが増え、その分夜眠れないのか、夜中に大声で騒いだりします。温厚な人柄だったのに、時には美加さんに手を挙げることもあります。風呂に入るのを嫌がり、2週間入らなかったり、食べたばかりの食事を食べていないと言い、何度も食べたがったり、トイレを失敗し、汚れた下着をタンスの引き出しに隠すなどの行為もするようになりました。
　夫の言動に振り回され、美加さんはオロオロするばかりです。逆に長女の道子さんは、幸男さんが不可解なことをするたびに叱りつけるので、幸男さんはますます興奮し、混乱します。そのうち毎日様子を見に来る道子さんのことが分からなくなり、「自分を追い出そうとする」「出ていけ！」と攻撃的になってきました。一方、1週間に1回来る長男の嫁である優子さんには、「いつもすまないね」とお礼を言います。優子さんの言うことは素直に何でも聞くため、道子さんと優子さんの関係もギクシャクしています。
　美加さんは子どもたちに迷惑をかけてすまないとの思いから、次第に道子さんに「顔を見せなくていい」と言うようになりました。

● 1年後

　幸男さんの認知症はますます進行しています。徘徊して警察に保護されることなどが度々あり、近所にも幸男さんの病気が知られるところとなりました。
　そんな折、美加さんが風邪をこじらせ、肺炎を併発して、入院しました。幸男さんは、美加さんがいない生活に不安を感じて落ち着きません。道子さんがしばらく泊まり込みますが、想像以上に大変な状態に疲れ果ててしまいました。
　美加さんは2週間で退院できましたが、体力が落ち、幸男さんの介護どころではありません。
　道子さんが物忘れ外来受診をすすめてくれた友人に再び相談したところ、介護保険の申請をすすめられました。また、認知症についての基礎知識や相談窓口の情報を得ることができました。孫

の葉月さんも、インターネットや本から病気のことや対応方法について情報を集めてくれました。

　道子さんは、幸男さんと美加さん、2人の介護保険の申請を行い、幸男さんは要介護2、美加さんは要介護1と認定されました。

　また、ケアマネジャーから幸男さんが通院可能な近くの認知症専門医を紹介してもらい、道子さん夫婦が付き添い受診。再度検査を受け、アルツハイマー病がかなり進行していることが判明しました。専門医から、薬は、病気の進行を遅らせる効果があるため、飲み続けるように指示を受けました。以前副作用が出たことを伝えると、別の薬が処方され試したところ、特に副作用は出ませんでした。

📝 この段階で家族が行った方がよいこと
- IH機器や防災カーテンなど火災対策を講じる。
- ケアマネジャーとの良い関係を築き、何でも相談に乗ってもらえるようにしておく。
- 今後の住まい方の希望や可能性をケアマネジャーと一緒に検討し、施設入所の可能性もある場合は早めにグループホームなどの情報を集めておく。
- 相談に乗ってもらえるような、かかりつけ医を探しておく。
- 本人やかかりつけ医も交えて話し合ったうえで、判断能力が全くなくなった場合も想定し、延命や終末期の医療について本人の考えを聞いておくことも重要。

📝 地域・自治体とのかかわりが求められること
- 近所の人へ事情を説明しておく。できれば緊急時の連絡なども依頼する。
- 自治体の高齢者火災安全システムや、緊急通報システムの利用を検討する。

📝 アルツハイマー病で処方される薬には、現在のところ以下の4種類がある。
① ドネペジル………… 軽度から高度（飲み薬）
② リバスチグミン……… 軽度及び中等度（貼り薬）
③ ガランタミン………… 軽度及び中等度（飲み薬）
④ メマンチン…………… 中等度及び高度（飲み薬）

再度家族会議を開き、今後の介護体制について話し合いを持ちました。

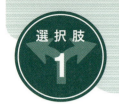
グループホームに入居する

　ケアマネジャーから、近くにあるグループホームの一覧をもらい、道子さんと豊さんで見学に行きました。グループホームを含め、施設を3か所見学、男性入居者が比較的多く、家庭的な雰囲気の感じられたグループホームに決めました。

　入居にあたっては、恥ずかしくないようにと、美加さんと道子さんが、下着から洋服、靴、上履きに至るまで、すべて新調して持たせました。しかし、幸男さんが自分のものと認識できず、着用を拒んだとの連絡をホームからもらい、慌ててなじみのものを届けました。

　入居当初は環境が変わり、混乱して「家に帰る」と言うことが多かった幸男さんですが、次第に家庭的な雰囲気に慣れてきました。

　家事はやったことがないため、ホーム周辺の掃除を担当することになりました。地域の人々から「いつもありがとう」と感謝の言葉をかけられ、嬉しくなった幸男さんは、毎日生き生きと掃除をしています。

　ホーム内では、絵の才能を発揮し、皆からほめられます。壁に飾られた自分の絵を見て自信を持つようになり、笑顔も見られるようになりました。

　家族も心身ともにゆとりがもてるようになり、週末ごとに交代で訪問しています。体調の良い時は美加さんも同行し、一緒に外食をしたり、散歩や買い物を楽しんでいます。

● 2年後

　足腰の筋力が弱くなり、車いす生活になりました。言葉も出にくくなり意思の疎通が難しくなりました。介護度も要介護3となりました。

　ホームのスタッフからは、共同生活を継続するのは限界なので、別の施設か病院へ移るようにすすめられました。

　そのため、葉月さんがインターネットで介護付き有料老人ホームを検索し、いくつか道子さんと見学に行きました。

　幸い、家からさほど離れていない、環境の良いところに最後まで暮らせそうな介護付き有料老人ホームを見つけました。老人ホームの入居金を支払うためには、定期預金を解約する必要があります。再度家族会議を開き、**法定後見制度（成年後見）**[※1]を利用することにしました。家庭裁判所に成年後見開始審判を申し立て、道子さんが成年後見人となり、無事に老人ホームと契約を結ぶことができました。

　入居にあたっては、最期の迎え方について、幸男さんも同席したうえで、ホーム側と家族とで話し合い、延命措置はしないことを確認しました。

ホームでは、家族の意向を受けて、できる限り最後まで口から食べることを重要視して取り組んでくれました。食事は固形食から状態に合わせて徐々に柔らかい形状のものに替わりましたが、**口腔ケア**※2もしっかり行ってくれました。

● 3年後

　表情がなくなり、嚥下能力が低下し、食事を自力でとることが難しくなりました。
肺炎もたびたび起こしています。
　折に触れてホーム側と家族とで最期の迎え方について確認するようにし、不安な点については、その都度ホームの看護師が説明をしてくれました。
　その頃、卓さんは海外赴任が終わって帰国しました。卓さんには優子さんがメールでそのつど経過を伝えていましたたが、卓さんは有料老人ホームで最期を迎えることに反対。病院に入院させて、最後まで、できるだけの医療を受けさせると言い出しました。
　ホームの職員、看護師、提携先の医師、家族が集まり、数度にわたってカンファレンスが行われました。専門家による丁寧な説明により、幸男さん本人が自然な最期を望んだと知り、卓さんもしぶしぶ納得しました。

---

①の選択のここまでの治療期間と医療・介護等にかかる費用の目安（カッコ内は個人が負担する額）
4年6か月で　医療費は合計約1,100万円（個人が負担するのは**約110万円**）
※その後1か月ごとに約35万円（**約5万円**）

別途グループホームと介護付き有料老人ホームの入居一時金、月額利用料等が必要となる。

体力の低下が著しくなり、ホームより余命あとわずかとの連絡を受けました。家族が交代でホームに泊まり込み、側にいて見守りました。
　だんだんと衰弱していき、幸男さんは有料老人ホームで亡くなりました。

在宅での生活を続ける

　家族会議の席で、幸男さんも美加さんも今までどおり在宅を希望したため、介護保険サービスを利用しながら家での暮らしを継続することにしました。

　デイサービス（→76ページ）の中から、比較的男性利用者の多いところを選び、幸男さんは平日毎日利用するようになりました。会社の車が迎えに来たと認識し、通勤しているつもりで機嫌よく通っています。気の合う利用者もできました。入浴も、デイサービスでは拒否せずに入るようになりました。

　認知症専門医、ケアマネジャー、デイサービスの職員からは、常にアドバイスをもらうことができたため、家族の不安も徐々に解消されていきました。幸男さんの意思を確認しながら、したいこと、できることを探して周りがサポートすることにしました。

　近所の人たちにも隠すことなく病気のことを伝え、見守りに協力してもらっています。

　幸男さんの友人にも連絡したところ、数人が時折訪ねてくるようになりました。学生時代の話などをしてもらうと嬉しそうな表情をするようになりました。

◉ 2年後

　だんだん体力が落ち、意思の疎通を図ることが難しくなってきたため、デイサービスを週2回に減らしました。介護度は要介護3になりました。

　訪問介護を毎日利用し、朝晩の着替えとオムツ交換を行ってもらうようにしました。

　認知症専門医からは、本人と話ができるうちにどのように最期を迎えたいか希望を聞いておくように言われました。家族はつらくて聞けないので、通院時に医師から聞いてもらったところ、幸男さんは、一貫して、このまま家で自然に死にたいとはっきりした意思を伝えました。

◉ 3年後

　表情がなくなり、車いす生活となりました。また、食事を自力でとることも難しくなりました。通院も困難になり、訪問診療、訪問看護、訪問入浴介護を入れました。デイサービスはやめました。

　そのうち、寝たきりとなり、食事を口まで運んでも飲み込むことができなくなりました。

　訪問診療医、訪問看護師、ケアマネジャー、ヘルパーと相談し、このまま口から食べられなくなっても自然にまかせることにしました。返事はなかったものの、幸男さんにも伝えました。

　その頃、卓さんの海外赴任が終わって帰国しました。卓さんには優子さんがメールでそのつど経過を伝えていましたが、ベッドに横たわる幸男さんをみて自然にまかせることに反対を唱えました。

　卓さんに対して、訪問診療医や訪問看護師などの専門職が丁寧な説明を行いました。幸男さん

の日々の穏やかな生活を見て、卓さんも自然にまかせるという選択を徐々に受け入れる気持ちになっていきました。

---

②の選択のここまでの治療期間と医療・介護等にかかる費用の目安（カッコ内は個人が負担する額）
4年6か月で　医療費は合計約1,010万円（個人が負担するのは**約105万円**）
※その後1か月ごとに約35万円（**約5万円**）

衰弱したため、美加さんが訪問診療医、訪問看護師に連絡。家族みんなが見守る中、幸男さんは自宅で亡くなりました。

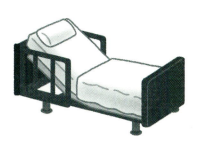

用語解説

【※1】法定後見制度
成年後見制度のうち、すでに判断能力が低下している人を支援する制度。本人の判断能力の程度により、成年後見、保佐、補助という類型に分かれる。法定後見制度を利用するためには、本人、四親等以内の親族、市町村長等が、家庭裁判所に制度の利用開始を求める申立をする必要がある。判断能力が低下している本人にかわり、預貯金など財産を適切に管理したり、契約を結んだり、また、本人が不当に結ばされた契約を取り消すことなどもできるようになる。

【※2】口腔ケア
口腔ケアには口腔内を清潔に保つための「清掃を中心とするケア」と口腔機能を維持・向上するための「機能訓練を中心とするケア」がある。要介護高齢者の口腔ケアでは、誤嚥性肺炎や口腔内の乾燥予防、老化や障害による口腔機能の低下を予防・改善することが主眼となる。

事例⑩ アルツハイマー型認知症

大島トシ子さん（80歳 女性 夫婦2人暮らし）

離れた両親の老老介護の限界を察知

　神奈川県の海のそばに住んでいる45歳の小玉洋子さんは、夫と娘2人の4人家族です。平日は短時間、スーパーのパートに出ています。長女の里美さんは高校3年生で、大学受験を控えているせいもあり、精神的に不安定で、ちょっとしたことでも洋子さんにつっかかってきます。

　洋子さんの両親は、都内に老夫婦2人で暮らしています。80歳の母トシ子さんは、先月アルツハイマー型認知症の診断を受けました。電話で同じことを何回も話すのを不審に思った洋子さんが実家を訪ねてみると、台所には人参が20本、冷蔵庫には腐った食べ物が山のようにありました。もともとトシ子さんは料理が得意でしたが、今は味が塩辛すぎたり、逆に味がなかったりするようです。最近はトイレが間にあわないこともたびたびあります。夫の陽太郎さんは、1年前にがんの手術を受けたばかりで、自分も弱っているにもかかわらず、「保険の世話になりたくない。僕が世話をする」とがんばっています。一方、トシ子さんは、失敗するたびに夫から叱られることですっかり自信を喪失してしまい、ふさぎ込むようになってしまいました。洋子さんは両親のことが心配でたまりませんが、里美さんの反抗や受験のこともあり、どうしても両親のことが後回しになっていました。

　ある日、パート中の洋子さんの携帯に陽太郎さんから電話がかかってきました。トシ子さんが行方不明だというのです。洋子さんは警察に届けた後、すぐに実家に向かいました。幸い昼間だったこともあり、近所の目撃情報をたどっていくと、5キロ先のドラッグストアの駐車場でたたずんでいるところを警察に発見されました。スーパーに買い物に出かけたものの、帰り道が分からなくなってしまったと言ったトシ子さんは、今までにない不安の表情でいっぱいでした。陽太郎さんも洋子さんも、トシ子さんの心の内が初めて分かった気がしました。この出来事を機に、洋子さんは、介護保険の手続きをすすめました。要介護2の判定を受け、トシ子さんはデイサービスに通うようになりました。トシ子さんはそこで得意の料理をスタッフと一緒につくり、皆に喜ばれることで明るさを取り戻しました。陽太郎さんも自分の身体を気づかう余裕がでて、洋子さんはほっとしています。

事例⑪ 統合失調症

木島明子さん（69歳 女性 ひとり暮らし）

保佐人がいても
医療同意をとることは難しい

　木島明子さんは、27歳の時に統合失調症を発症しました。発症当時、仕事はしておらず、両親と同居していました。何度か入退院を繰り返しましたが、それも30代半ばまでで落ち着き、その後病気は薬でコントロールできていました。

　明子さんが60歳の時に父親が、65歳の時に母親が亡くなり、以後はひとり暮らしです。母親は、健在だった時に、残される明子さんのことを心配して、知り合いを通じて紹介された弁護士を候補者とする、（法定後見制度（→82ページ）のうちの1つである）保佐開始審判申立をし、その弁護士に保佐人になってもらいました。

　ある日、民生委員が明子さんの自宅を訪問し、衰弱してベッドに横たわっている明子さんを発見しました。救急車が呼ばれ、明子さんはそのまま入院となりました。脱水症状を起こしており、点滴などの措置がとられましたが、入院2日目にベッドから転落。大たい骨骨折の大けがを負ってしまいました。

　本来なら、手術をし、その後のリハビリが必要ですが、それには本人の同意が必要です。手術の必要性、その利点、手術を行わないとどうなるかなど、医師と弁護士が説明しましたが、当初は本人が判断できず、手術は見送られました。

　ただ、そのままではまったく歩けなくなってしまいます。医師と看護師、弁護士等の粘り強い説得の結果、弁護士立会いのもと同意の意向が確認でき、手術とリハビリが行われました。

　明子さんは、杖が必要なものの、なんとかひとりで歩けるまでに回復しました。

　弁護士は、とりあえず胸をなでおろしましたが、判断能力の低下している明子さんに、医療同意を得ることの難しさをひしひしと感じています。

事例⑫ アルツハイマー型認知症

小島ミツさん（85歳 女性 姉と2人暮らし→有料老人ホーム）

医療同意者の姉も認知症
判断能力のあるうちに同意とりつけ

　小島ミツさんは82歳でアルツハイマー型認知症を発症しました。姉のるり子さんと2人暮らしでしたが、姉も高齢になり、ミツさんの症状も進んできたため、ミツさんは、84歳の時に有料老人ホームに入居しました。

　その際に、姉のるり子さんが申立人となり、成年後見開始審判申立をし、ミツさんには弁護士の後見人がつきました。

　最初は元気でしたが、ミツさんは徐々に衰弱し、口から食べ物が食べられなくなりました。施設では胃ろうをすすめますが、ミツさんの判断能力が低下しているため、かわりに姉のるり子さん同意のもと、胃ろうが造設されました。

　胃ろうの設置で持ち直したミツさんですが、それでもだんだんと最期の時が近づいていました。看取りもできるホームのため、ホームも、提携している病院も、ホームで見送ってあげたいと思っていました。

　ミツさんもそれを望んでいたはずだからです。

　しかし、今度はるり子さんが認知症を発症しました。

　本人に判断能力のないミツさんの場合、ホームで看取るには、医療に関して同意する同意権者が必要となります。また、同意権者には、判断能力も必要です。るり子さんが認知症を発症したことを知った弁護士は、早速るり子さんと面会しました。そして、判断能力は衰えつつも、看取りの意味するところを理解できるるり子さんに、ミツさんをホームで看取る同意をとりつけました。

　その1か月後、ミツさんはホームで息を引き取りました。るり子さんの認知症は徐々に進行していましたが、妹が亡くなったことは理解できました。

　体調のよい時には、「妹をホームで看取ってもらってよかった」と口にすることもあるそうです。

心筋梗塞

Myocardial Infarction

ケース6

寛さんの場合

診断に至るまで　妻を5年前にがんで亡くした寛さんは、地方都市の一戸建てにひとり暮らしです。徒歩圏内に75歳の妹、真理さん夫婦、県外に50歳の娘、百合さん夫婦と孫の3人が暮らしています。

　銀行員として定年まで勤め上げ、堅実な暮らしぶりですが、妻の死後、少し気力が失われました。趣味のゴルフも最近行っていません。

　簡単な食事はつくれますが、面倒なので、コンビニやスーパーで出来合いのものを買って食べることが多くなっています。

　太っていて、味付けの濃いものや甘いものが大好きです。毎晩3合の晩酌も欠かしません。コレステロール値が高く、薬も処方されていますが、飲み忘れがちです。血圧も低くはありません。運動も現在はあまりしていません。

　8月の初旬、寛さんは、知人の葬儀のため外出しました。

　乗り換え駅のホームで、急に息苦しさに襲われ、冷や汗をかいて倒れた寛さんは、救急車で病院に搬送されました。

疾病の状況　運びこまれた急性期病院（→73ページ）で、採血、心電図、心エコー検査などを実施した結果、寛さんは、心筋梗塞による**急性心不全**※1と診断されました。狭くなった血管を内側から広げるために、心臓カテーテル治療（冠動脈ステント留置術）が行われました。

寛さんの選択肢

2年後、
1. サービス付き高齢者向け住宅に入居する
2. 在宅での生活を続ける

※選択肢はこれがすべてではありません

● 2週間後

寛さんは順調に回復し、2週間で退院することができました。

しかし、今までのような生活を送っていては、また心筋梗塞を発症しかねません。

寛さんは、退院時に病院の管理栄養士から、塩分を1日7g程度におさえる、過食しない、禁酒するなどといった食生活の注意点につき指導を受けました。

また、看護師からは、処方された薬をしっかり飲むこと、便秘を予防すること、ストレスをためないように生活すること等の指導を受けました。

娘の百合さんは隔週末に泊まりがけで実家を訪れる一方、自治体で行っている乳酸飲料の**見守りサービス**[※2]を申し込みました。自己負担はありません。

ひとり暮らしなので、再発予防のため、寛さんは早めの介護保険の申請、通所サービスの確認等のアドバイスを受けましたが、まだ早いと思い、申請はしませんでした。

退院後、日常生活でも無理をしないことが再発を防ぐと言われ、規則正しく、できるだけ屋内で過ごすように心がけている寛さんです。

妹の真理さんが、栄養に配慮した食事をつくり、こまめに届けてくれるため、食生活はかなり改善されました。時折、民間の業者が行っている昼食の配食サービスも利用しています。

真理さんと配食サービスのおかげで、栄養のバランスは取れています。栄養士の指導に従い、外食の際も、減塩を心がけるようになりました。アルコールも飲んでいません。

1か月に1度は、定期受診のため、タクシーで通院し、検査や食事・生活指導などを受けています。

> 📝 心不全は、慢性、急性ともに再発しやすいので、退院後の生活習慣に注意が必要。

● 6か月後

食生活に気をつけ、規則正しい生活を送っていたところ、寛さんの体重は、5kg減りました。体調も良く、減塩食にも慣れてきました。

定期受診の際に、医師から軽い運動をすすめられたため、毎朝の散歩を日課に加えて、ますます快調です。

● 2年後

心筋梗塞から2年が経つと、徐々に体重が戻ってきました。食生活を制限するのがおっくうになり、倒れる前のように、出来合いの総菜を買うようになりました。薬を飲むのも忘れがちになり、定期

受診もさぼるようになりました。
　アルコールも毎日ではないものの、週に3日ほど復活しています。真理さんや百合さんが注意しても聞きません。

● 3年後

　再び心筋梗塞を起こして外出中に倒れ、救急車で病院に搬送されて、そのまま入院となりました。酸素吸入、点滴といった治療が施されましたが、体力が落ちており、入院は2か月半と長引きました。

> 心不全が原因で肺に水がたまり、急性肺水腫を起こすことがある。急性肺水腫を起こすと呼吸が十分できなくなるため、酸素吸入が行われる。点滴では、利尿薬等が投与される。

　2か月半の入院で寛さんの足腰は弱り、立ち上がったり、洋服を着るのに介助が必要となりました。ただし、食事は自分で食べることができます。
　日常生活に介助が必要となったため、介護保険を申請して、要介護1の認定を受けました。

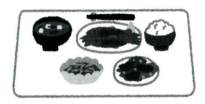

用語解説

【※1】急性心不全
　急性のほかに慢性心不全がある。急性は風邪、過労、ストレス、服薬の中断、高血圧の放置、貧血などが引き金となって起きる。

【※2】見守りサービス
　配食サービスや緊急通報システムなど、高齢者を対象に自治体ごとに行っているサービスがある。民間でも、ペンダントやポットなどさまざまなものを利用したサービスが増えてきている。

サービス付き高齢者向け住宅に入居する

　自宅でひとり暮らしを続けることへの不安が、寛さん、百合さんともに増しました。せめて安否の確認だけでもしてもらえるようなシステムがないか、百合さんがインターネットで探していたところ、サービス付き高齢者向け住宅という住宅があるのを見つけました。
　年金で月の賃料を賄えるサービス付き高齢者向け住宅に的を絞り、4か所に資料請求しました。見学のうえ、サービス内容を確認し、百合さん夫婦の家に近い住宅に決定、入居しました。

> 📝 サービス付き高齢者向け住宅のサービス内容は住宅により異なるが、安否確認、生活相談などが主になる。

　見学は百合さん夫婦が行きました。
　娘任せだったため最初は不安だった寛さんですが、家族以外にもさまざまな専門職が訪問してくれるので、安心して暮らせるようになりました。
　百合さん夫婦は、月2回ほど訪問しています。孫が一緒に来ることもあります。
　居室もひとり暮らしには十分なスペースで、以前よりも自分でできることが増えました。
　週に2回のデイサービス、提携の医療機関による2週間に1回の訪問診療を利用しています。また、外部サービスとして、訪問看護・訪問介護を受けています。訪問看護師が症状の観察を行い、サービス付き高齢者向け住宅のスタッフと連携を図っています。
　食事は家族と一緒に食堂でとるか、あるいは、配食サービスなどを組み合わせています。

---

①の選択のここまでの治療期間と医療・介護等にかかる費用の目安（カッコ内は個人が負担する額）
　　　4年3か月で　医療費は合計約700万円（個人が負担するのは約60万円）
　　　　　　　※その後1か月ごとに約25万円（約3万円）
　　　　　　　　　　　　　　　別途サービス付き高齢者向け住宅の敷金、月額利用料等が必要となる。

風邪を引いたあと高熱が続いて、食事や水分をとれなくなり、百合さんの希望で病院に入院。1週間後に肺炎で亡くなりました。

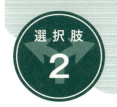 ## 在宅での生活を続ける

　2か月半の入院後、病院と連携してクリニックも持つ、訪問診療医を受診することになりました。2週間に1度、真理さんの介助で通院します。この訪問診療医が、以後かかりつけ医になりました。

　デイサービスは、週に2回の利用です。

　また、ひとり暮らしで、もしもの時の不安があるため、定期巡回・随時対応型訪問介護看護（→76ページ）を利用することにしました。定期的に安否確認を行ってくれるほか、緊急時には24時間いつでも来てくれます。

● 6か月後

　自宅で軽い心筋梗塞を起こし、かかりつけ医が往診（→71ページ）、診察を行いました。

　点滴で一時回復し、その後入院という選択肢もありましたが、寛さんが入院を嫌がったため、そのまま自宅での生活を続けました。

　訪問介護、訪問看護、デイサービスを利用しながら自宅で生活。2週間に1度は、かかりつけ医が訪問してくれ、その際は百合さんか真理さんが同席するようにしています。

　自宅でのひとり暮らしは厳しくなっていきましたが、寛さんは在宅での生活継続を希望し、自宅で亡くなることを強く望んでいます。

　百合さんと真理さんも、寛さんの意思を尊重し、かかりつけ医、看護師、ヘルパーなどに、延命措置は望まないことや、何かあった時にはすべてかかりつけ医にまかせることなどを常々伝えるようにしていました。

---

②の選択のここまでの治療期間と医療・介護等にかかる費用の目安（カッコ内は個人が負担する額）
4年3か月で　医療費は合計約600万円（個人が負担するのは**約50万円**）
※その後1か月ごとに約20万円（**約2万円**）

　ホームヘルパーが夜間訪れたところ、寛さんは布団の中にいましたが、呼吸はしていませんでした。かかりつけ医に連絡し、かかりつけ医が寛さんが亡くなっていることを確認しました。

脳卒中
Stroke

ケース7

正雄さんの場合

診断に至るまで

正雄さんと千佳さんは、地方都市の一戸建てに住んでいます。ひとり息子の龍二さんは、車で1時間ほどのところに、妻とひとり娘の家族3人で暮らしています。

正雄さんは元地方公務員です。たばこは吸いませんが、若い頃からお酒は好きで、今でも1日2合程度は飲んでいます。

また食べ物の好き嫌いが激しく、野菜はほとんど食べません。運動はたまに趣味の釣りに行く以外は、近所の散歩くらいです。

かかりつけの病院で不整脈を指摘され、血圧も高めですが、特に治療はしていませんでした。73歳の時、食事中に突然茶碗を落とし、ろれつが回らなくなったため、千佳さんが119番通報。救急病院で**脳梗塞**[※1]と診断されました。処置が早かったため、**血栓溶解療法**[※2]で治療し、2週間で退院できました。

後遺症はなく、発症以前と同じ生活を送っていましたが、78歳の時に自宅で倒れていたところを、外出から帰った千佳さんが発見し、救急車を呼びました。

疾病の状況

急性期病院[※3]で、脳梗塞と診断されました。輸液や投薬による内科的治療が施されましたが、倒れてから時間が経過していたため、右半身のマヒが残りました。

右半身がマヒした場合、言語障害を併発するケースも多いのですが、正雄さんの場合は言語障害は出ませんでした。

正雄さんの選択肢

リハビリ後、
1. 施設に入所する
2. 在宅での生活を続ける

※選択肢はこれがすべてではありません

● 2週間後

正雄さんは、急性期病院でリハビリを開始しました。

● 3週間後

リハビリの効果は出てきましたが、2か月以内に**回復期リハビリテーション病院（病棟）**※4 への転院をすすめられました。

> 📝 脳梗塞を含む脳血管障害は、発症から2か月以内でないと回復期リハビリ病棟に入院できない。

千佳さんも息子の龍二さんも転院先の心当たりなどありません。「病院を追い出される」と不信感を抱きましたが、病院の「**地域連携室**※5」で地域連携**クリティカルパス**※6 の話を聞き、納得できました。

■ 脳卒中を起こした際の治療の流れ

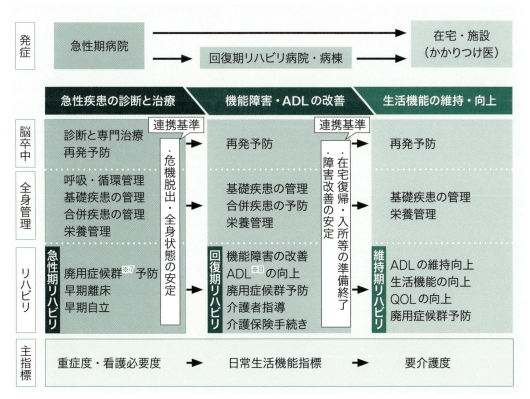

出典：三重県三重脳卒中医療連携研究会『脳卒中といわれたかたのために』より、編集部作成

【ケース7】脳卒中　正雄さんの場合

● 1か月後

いくつかの候補の中から転院先が決定しました。

回復期リハビリ病棟に入院できるのは1か月後ですが、急性期病院から間をあけずに転院できることになりました。

この際に病院スタッフのアドバイスを受け、同時に介護保険を申請しました。

> 📝 介護保険の認定には時間がかかるため、早めに市町村へ申請した方が良い。暫定で前倒しで使えることもある。

● 2か月後

回復期リハビリ病棟に転院し、正雄さんは、**理学療法士**※9、**作業療法士**※10 等と回復期リハビリに励みました。

症状は安定しましたが、車いす生活となり、日常生活では、食事・排せつ・入浴・移動など部分的に介助が必要となりました。

以前に申請していた介護保険の介護度は、要介護3と認定されました。

入院して3か月が過ぎた頃、「そろそろ次のことを考えましょう」と病院より告げられ、施設か在宅かの選択を迫られることになりました。

> 📝 疾病により、回復期リハビリ病棟の入院期限は決められている。脳梗塞、脳出血などの脳血管疾患は入院日より150日とされている。

■ 回復期リハビリ病棟の入院期限（主なもの）

（2016.4現在）
※診療報酬の改正によって変更する

脳血管疾患、脳腫瘍、脳炎、多発性硬化症、腕神経叢損傷など	入院日より150日
大たい骨、骨盤、脊椎、股関節、膝関節の骨折や二肢以上の多発骨折など	入院日より90日
大たい骨、骨盤、脊椎、股関節または膝関節の神経、筋損傷など	入院日より60日

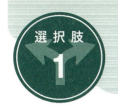

施設に入所する

　千佳さんも高齢で自宅で介護する自信がなく、また龍二さんとの同居も考えられないことから、施設を探すことになりました。
　自宅に比較的近いところに特別養護老人ホーム（→70ページ）がありますが、順番待ちで、入れるメドはたちません。県外なら1か月待ちで入れるところがありましたが、千佳さんがひとりで行けないので、断念しました。

- ✅ 特別養護老人ホームは、入所基準が厳しくなり、原則要介護3以上であることが必要となる。
- ✅ 1.介護度、2.介護する家族なし、3.介護に手間がかかるなどの点数の高い順に優先順位がある。

● 1か月後
　ひとまず空きのあった介護老人保健施設（→70ページ）に入所することができましたが、入所期間は最大3か月との説明を受けました。

● 3か月後
　期限がきたため、正雄さんは別の老人保健施設に移りました。

● 6か月後
　老人保健施設を転々として落ち着かないため、正雄さんは、千佳さん、龍二さん夫婦と話し合って、県外の特別養護老人ホームに入居を決めました。
　入所の際に、看取りまで行ってくれることを確認しました。

- ✅ 特別養護老人ホームで看取りを行っているところは近年増加している。看取りを行っているか、夜間の体制など、入所前にしっかりと確認しておくことが重要。

　千佳さんは、ひとりでは行けないので、1か月に1度、龍二さんに車で連れて行ってもらうことにしました。

正雄さんは、車いすで生活し、気が向いた時には、施設のレクリエーションに参加しています。月に1回訪れるボランティアと将棋を指すのが楽しみになりました。

● 3年後

81歳で、3度目の脳梗塞を起こして2週間入院し、寝たきりになりました。要介護5の認定を受けました。

嚥下機能が著しく低下したため、食事がうまく摂れなくなり、肺炎を起こしました。口から食べるのが難しいので、入院先の病院の医師から胃ろう造設をすすめられました。

この際、胃ろうの目的と問題点につき、医師から十分な説明を受けました。龍二さん夫婦も書籍やインターネットでできるかぎりの情報を集めました。

今後どのように生きていきたいかを、正雄さんの意識のはっきりしている時に、正雄さんを含め家族で相談しました。

十分に話し合ったうえで、胃ろう造設は見送りました。

> 脳卒中後、介護度が進み、胃ろうを造設するケースはよくみられる。胃ろう造設後、言語聴覚士による訪問リハビリテーションや歯科診療による口腔ケアで嚥下機能の改善を図ることもある。

---

①の選択のここまでの治療期間と医療・介護等にかかる費用の目安（カッコ内は個人が負担する額）
　　3年7か月で　医療費は合計約2,000万円（個人が負担するのは**約565万円**）
　　　　　　※その後1か月ごとに約45万円（**約15万円**）

正雄さんは誤嚥性肺炎を起こし、特別養護老人ホームで亡くなりました。

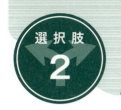

在宅での生活を続ける

　正雄さん本人が在宅を希望したため、訪問看護と訪問介護を受けながら、自宅で療養することになりました。

● 1か月後

　在宅介護を開始しました。車いすは**介護保険により貸与**※11されます。
　介護保険を利用して、訪問介護による入浴介助、訪問看護、デイケア、デイサービス等のサービス（→76～77ページ）を受けながら、千佳さんが介護します。薬を処方してもらうための月1回の外来診療には、千佳さんか龍二さん夫婦のどちらかがつきそうことにしました。

● 6か月後

　最初は喜んで行っていたデイサービスやデイケアですが、だんだんおっくうになり行かなくなりました。
　また、日常生活でできないことが増え、意欲も衰えてきました。次第に通院も難しくなってきたため、訪問看護師から訪問診療を提案され、訪問診療医が1か月に2回、訪問するようになりました。

● 2年半後

　81歳で、3度目の脳梗塞を起こし、寝たきりになりましたが、入院は望まず、そのまま在宅で介護を続けました。介護度が要介護5となり、訪問サービスを中心に、看護・介護を受けています。並行して**訪問入浴介護**※12も利用しています。
　訪問診療医が行った血液検査の結果、急速に貧血が進み、栄養状態も悪化していることから、何らかの悪性疾患がある可能性が高いとの診断が下されました。
　医師からはこのままだとあと数か月と告げられました。正雄さんは引き続き在宅を希望しましたが、千佳さんや龍二さん夫婦は病院の方が安心なのではないかと考えています。正雄さんの希望をかなえてあげたいものの、自宅での看取りに不安や抵抗がある千佳さんや龍二さんが医療関係者に相談したところ、本人の希望のかなえ方や、家族のできることについて、丁寧に説明してくれた訪問看護師のアドバイスにより、このまま在宅で看取ることにしました。
　徐々に弱っていく正雄さんのために、訪問サービスの回数を増やし、夜間や緊急時の対応の体制を整えました。龍二さん夫婦は、在宅で看取ると決めた翌日から泊まり込んでいます。

📝 夜間や救急時の対応

- 本人、家族で、DNAR（Do Not Attempt Resuscitation）の意思確認をし、医師や看護師にも伝えておく。DNARとは心肺停止後に蘇生措置を施さない意思を示すこと。
- 24時間対応してくれる医師や看護師を見つけておくこと。
- どういった症状の時に訪問診療医に連絡する必要があるのかの確認。
- 呼吸が止まったら救急車を呼ばず、訪問診療医や訪問看護師に連絡することの確認。

そのうち、正雄さんは口から食べることがだんだんできなくなりました。

---

②の選択のここまでの治療期間と医療・介護等にかかる費用の目安（カッコ内は個人が負担する額）
　　3年6か月で　医療費は合計約1,650万円（個人が負担するのは**約120万円**）
　　　　　　　※その後1か月ごとに約40万円（**約5万円**）

 意識が無くなり、千佳さんが訪問診療医に連絡。正雄さんは心不全により自宅で亡くなりました。

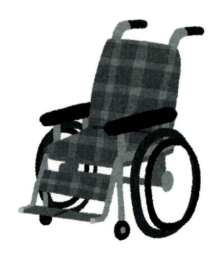

用語解説

【※1】脳梗塞
脳卒中には血管が詰まる脳梗塞と、血管が破れる脳出血・くも膜下出血がある。今は脳梗塞が増えている。再発することが多いため、最初に発病した際に、任意後見制度（→82ページ）の利用を考えるのも有効。

【※2】血栓溶解療法
3時間以内に開始が必要。出血傾向のある人には施せない。脳卒中センターでの治療が最適で、治療中は15分ごとの状態チェックが必要となる。

【※3】急性期病院
脳卒中、心筋梗塞などの急性疾患や慢性疾患が急激に悪くなるなど、緊急かつ重症な状態にある患者が入院して、検査・手術・治療を受ける病院。高度で専門的な医療を提供している。

【※4】回復期リハビリテーション病院（病棟）
脳卒中や大たい骨骨折などの患者が、急性期病院での治療やリハビリを受けた後に入院する病院。日常生活への復帰を目指し、集中してリハビリが行われる。

【※5】地域連携室
病院によって、医療相談室、地域連携相談室などの名称もある。退院後の安心な治療継続のため、地域の医療機関、訪問看護、居宅介護支援事業所などと連携を取りながら患者を支援する。

【※6】クリティカルパス
特定の疾患の治療、検査、指導などを時間軸に沿ってまとめた治療計画書。

【※7】廃用症候群
安静にし過ぎたり、活動性が低下することによって起こるさまざまな身体の機能低下を指し、これを避けるための早めのリハビリ対応などが求められている。

【※8】ＡＤＬ
Activities of Daily Living の略で「日常生活動作」と訳される。日常生活を営む上で、普通に行っている食事、排せつ、入浴、移動等の基本的な行動。

【※9】理学療法士
（Physical Therapist＝PT）
リハビリテーション専門職の国家資格。自立した日常生活が送れるよう支援する。けがや病気などで身体に障害のある人に対し、座る、立つ、歩くなど肉体的な基本動作能力の回復や維持、及び障害の悪化の予防を目的に、運動療法や物理療法などを用いた指導を行う。

【※10】作業療法士
（Occupational Therapist＝OT）
リハビリテーション専門職の国家資格。食事、着替え、入浴など、日常の暮らしの場面で必要な機能回復を支援する。障害のある人に対し、医師の指示のもとで適当な作業を行うことにより、身体運動機能等の改善を目指す。

【※11】介護保険による貸与
介護保険を利用して貸与できる福祉用具には、車いすの他に介護用ベッド、手すり、スロープ、歩行器などがある。貸与に不向きな腰かけ便座や簡易浴槽などは、1割負担で購入できる（ただし、まず全額を支払い、後から9割が戻ってくる償還払い）。

【※12】訪問入浴介護
看護職員、介護職員が簡易浴槽等を持ち込み、自宅で入浴の介助を受けられるサービス。自宅の風呂への入浴を介助するサービスは、訪問介護サービスに含まれている。

事例⑬ 脳梗塞

横田恵子さん(85歳 女性 夫と2人暮らし)

医療的な措置を施さず
自宅で安らかな看取り

　横田恵子さんは、都内で83歳の夫、俊二さんと2人で暮らしています。息子の一也さん一家は地方の大都市在住です。恵子さんは77歳の時に脳梗塞を起こして倒れ、右半身のマヒが残っています。

　リハビリを続けていましたが、年齢のこともあり、徐々に寝たきりの状態となりました。83歳からは訪問診療を受けるようになっています。

　84歳の時に、誤嚥性肺炎を起こして、救急車で搬送され、そのまま入院。意識も朦朧として、口からものを食べるのが難しくなりました。

　俊二さんは、病院の医師から、胃ろうにするか、胃ろうを施さず自然に看取るか、1週間で決断するように言われました。

　俊二さんは、常々恵子さんと、口からものが食べられなくなったら胃ろうはせずに自然に看取ろうと話し合っていましたが、いざやせ細っていく妻を見ていると、何もしないでいることに自信が持てなくなりました。不安になった俊二さんはかかりつけ医に相談します。かかりつけ医は、これまでの経緯から胃ろうはしないほうがよいだろうとアドバイスしました。

　在宅で看取ることに決めた俊二さんは、退院前カンファレンスに出席。病院の医師、看護師、かかりつけ医、訪問看護師、ケアマネジャーが出席するなか、突然一也さんも同席しました。一也さんは、胃ろうをつくり、老人ホームに入所させたいと、在宅での看取りに反対しましたが、最後には俊二さんが一也さんを説得しました。

　自宅では医療的なことはせず、嚥下のリハビリを行いながら、口から入るものだけで生活することを決めました。余命2か月と言われていた恵子さんは、8か月後静かに息を引き取りました。

　俊二さんは徐々に弱っていく様子も専門職から説明を受けていたので、不安になりませんでした。また一也さんも、専門職チームが恵子さんを支える様子や、恵子さんの穏やかな様子を見ていて、俊二さんの選択にだんだん納得することができたそうです。

2章 知っておきたいことがら

場所

医療

介護

生活支援 介護予防

成年後見制度

etc...

自分らしく生き、自分らしく死ぬために、知っておきたいことは、まだまだあります。亡くなる場所から、医療・介護、法律まで。どのような選択肢があるのか、情報を得ておきましょう。

場所

人生の最期を迎える場所は大きく3つ

自宅

　住み慣れた自宅以外に、**「有料老人ホーム」**も含みます。有料老人ホームは、健康型、住宅型、介護付きなど、種類や提供されるサービスもさまざまです。入居条件や契約形態、料金も、ホームによって大きく異なります。

　近年急速に増えつつある**「サービス付き高齢者向け住宅」**、通称「サ高住」も自宅に含まれます。「サービス付き」という言葉が誤解を生みがちですが、提供されるサービスは「安否確認（見守り）」と「生活相談」です。介護が必要になったら、内部や外部のサービスを利用することになります。

施設

　介護が必要になった時に入所できる施設として、**「特養（特別養護老人ホーム＝介護老人福祉施設）」**や**「老健（介護老人保健施設）」「介護療養型医療施設」**、また認知症の人を対象とした**「グループホーム（認知症対応型共同生活介護）」**があげられます。

　特養は、入居待機者が多いことから、入居資格が要介護1以上から3以上に引き上げられました。老健は、在宅復帰を目指してリハビリを行う中間施設です。一方、重篤な人を受け入れるのが介護療養型医療施設です。介護療養型医療施設は、今後廃止される予定で、老健より医療ケアが充実した**「新型老健（介護療養型老人保健施設）」**も登場しています。グループホームは認知症の人が共同生活を送る場です。

病院

　病院には一定期間以上入院していることはできません。急性期を脱したり、決められたリハビリ期間が終了したら、自宅か施設へ移ることになります。在宅で生活しながら、並行して自宅でのケアが難しくなったときの入院に備えて**緩和ケア外来**（→17ページ）。で相談し、**緩和ケア病棟**（→17ページ）で亡くなる人も増えてきました（→15ページ「大腸がんの真理子さんのケース」）。

■ 自宅の種類

● 特徴

名　称	特　徴
持ち家	自分らしい生活スタイルを継続可能。 介護・医療サービスは自由に選択。 希望すれば最期まで住める。
一般賃貸住宅	生活基準、スタイルに合った住まいを自由に選択。 高齢になると契約困難に。 介護状態が重度化すると退去させられることが多い。
高齢者向け生活支援付マンション / 健康型有料老人ホーム	生活サービスが提供される。 自立が入居条件のため、要介護状態になると退去。
高齢者向け生活支援付マンション / 住宅型有料老人ホーム	生活サービスが提供される。 介護が必要になったら外部からのサービスを利用。
高齢者向け生活支援付マンション / サービス付き高齢者向け住宅	安否確認（見守り）と生活相談がついた住宅。 その他のサービスは事業者によってさまざま。介護が必要になったら内部のサービスと外部からのサービスを組み合わせて利用。
高齢者向け生活支援付マンション / 介護付き有料老人ホーム	介護が必要になってからの入居が多い。 生活サービスと介護サービスが提供される。

● 条件等

名　称	入居条件 自立	入居条件 要介護	バリアフリー	生活サービス	介護サービス	医療サービス	契約形態	費用
持ち家	○	○	△	外部	外部	外部	不動産資産	―
一般賃貸住宅	○	△	△	外部	△	外部	賃貸借方式	敷金・礼金 月額賃貸料 更新料
高齢者向け生活支援付マンション / 健康型有料老人ホーム	○	×	○	○	×	提携	利用権方式	一時金 月額利用料
高齢者向け生活支援付マンション / 住宅型有料老人ホーム	○	○	○	○	外部	提携	利用権方式	一時金 月額利用料
高齢者向け生活支援付マンション / サービス付き高齢者向け住宅	○	○	○	安否確認（見守り）と生活相談	事業者によって異なる	提携	賃貸借方式	敷金 月額利用料
高齢者向け生活支援付マンション / 介護付き有料老人ホーム	△	○	○	○	○	提携	利用権方式	一時金 月額利用料

※「利用権」とは、その建物に居住しサービスを受ける権利。「賃貸借」とはその部屋に居住する権利。介護サービス等は別途契約をする。利用権方式の場合、長期入院などで不在期間が長く続くと部屋を変更させられることもある。
※生活サービス：見守り、食事、掃除、洗濯、緊急時の対応など　介護サービス：ホームヘルプサービス、デイサービスなど

場 所

■ 介護が必要となった時に入所できる施設

● 特徴

名　称	特　徴	初期費用
特別養護老人ホーム（介護老人福祉施設）	重度の要介護高齢者向けで長期入所が可能。看取りに対応する施設が増えている。	―
老健施設 ※従来型老健（介護老人保健施設）	在宅復帰を目指す中間施設。看護・医学的な管理下で、介護サービスやリハビリを受ける。	―
介護療養型医療施設	医療及び長期療養が必要な高齢者に対応。	―
グループホーム（認知症対応型共同生活介護）	認知症高齢者対象の共同生活の場。	0～数百万円

● 条件等

名　称	運営主体	入所条件			
		年齢	介護度	認知症	その他
特別養護老人ホーム（介護老人福祉施設）	社会福祉法人や地方自治体など	65歳以上	要介護3以上	○	＊身体上または精神上の著しい障害があり常時介護が必要 ＊在宅介護が困難
老健施設 ※従来型老健（介護老人保健施設）	医療法人や社会福祉法人など	65歳以上	要介護1以上	○	＊胃ろう、経管栄養などの医療行為が必要でも入所可
介護療養型医療施設	主に医療法人	65歳以上	要介護1以上	○	＊心臓疾患、がんなど重い疾患があっても入所可能
グループホーム（認知症対応型共同生活介護）	社会福祉法人や地方自治体、NPOなど	65歳以上	要支援2以上	◎	＊認知症高齢者 ＊施設のある市町村に居住

● サービス等

名　称	提供されるサービス				特記事項
	身体介護	生活援助	機能回復訓練（リハビリ）	医療的ケア	
特別養護老人ホーム（介護老人福祉施設）	◎	◎	△	△	待機者が多い。入所の必要性が高い人優先。
老健施設 ※従来型老健（介護老人保健施設）	○	○	◎	○	特養に比べて入所期間短め。2008年から介護療養型老人保健施設がスタート。従来型に比べ、より医療ケアが充実。
介護療養型医療施設	○	△	○	◎	2017年度までに介護老人保健施設等へ転換。
グループホーム（認知症対応型共同生活介護）	○	○	△	△	5～9人を1ユニットとしている。問題行動を起こしたり、入所中に医療処置が必要になった場合は退去となる場合がある。

ひとり暮らしでも自宅で最期まで過ごせますか

現在、一般の継続的な医療行為はほとんど在宅でもできるようになっています。ひとり暮らしでも自宅で亡くなることは十分に可能です（→18ページ「大腸がんの守さんの事例」）。

ただ、そのためには準備が必要です。キーとなるのは、**訪問診療**と**訪問看護**です。訪問診療を行う在宅療養支援診療所が近くにない場合は、**ケアマネジャー**や**地域包括支援センター**に相談してみましょう。「一般社団法人 全国在宅療養支援診療所連絡会」のホームページでも探せます。医療分野では、**訪問診療医**をはじめ、**訪問看護師**、**訪問診療歯科医**、**訪問薬剤師**、**訪問栄養士**などが、介護分野では、**ケアマネジャー**、**ホームヘルパー**、**理学療法士（PT）**、**作業療法士（OT）**、**言語聴覚士（ST）**などの専門職がチームを組み、最期まで看護、介護にあたってくれます。

最期まで自宅で過ごしたいというはっきりとした意思を、最初に伝えることが大切です。また離れて暮らす家族や親戚にも、自分の考えを話しておきましょう。

✚ コラム　救急車を呼んではダメ？

救急車は、救急医療のために呼ばれるもので、その目的は命を救うことにあります。本人や家族、医療者の間で「無理な延命措置はしない」と取り決めてあっても、救急車を呼んでしまうと、全力で救命にあたるという、本人の意思に沿わない治療が行われてしまいます。

夜間の急変など、本人も家族もあわてがちですが、落ち着いて訪問診療医に連絡をとりましょう。

✚ コラム　訪問診療と往診の違い

医師に病状を診てもらう点では共通していますが、異なる医療サービスです。

* **訪問診療**　あらかじめ医師が診療の計画を立て、計画的・定期的に（1週間に1度、2週間に1度など）医師が訪問して診療すること。
* **往診**　容態の急変など、そのつど要請を受けて、医師が訪問して診察すること。

医療

在宅でどんな医療サービスが受けられますか？

　病院は、病気やけがを治すところです。そのため、病気やけがが治ったり、症状が固定してそれ以上回復が見込めない場合には、自宅や施設に移ることになります（→59ページ「脳卒中の正雄さんのケース」）。回復期リハビリ病院では、疾病ごとに入院期間が定められています（→60ページ）。

　退院後も治療やケアが必要な場合、本人や家族と医療、介護の専門職で退院前カンファレンスが行われ、適切な治療やケアについて話し合われます。

在宅で受けられる医療と専門職

訪問診療
訪問診療医

　在宅療養している患者の自宅を、訪問診療医が計画的・定期的に訪問し、診察、検査、治療などを行う。医学的な管理や痛みに対する在宅緩和ケア、終末期のケアなども行う。

　訪問診療医は急変時には随時訪問し診療してくれる。

訪問看護
訪問看護師

　訪問看護は、必要な医療的処置や生活を支えるためのケアを、看護師が訪問して行うこと。訪問看護師は、訪問看護ステーション、病院や診療所などの医療機関等に所属し、医師の指示によって定期的・計画的に訪問看護を行う。健康状態の観察や助言を行うほか、点滴や検査、床ずれや傷の手当てなどの医療処置、薬や医療器具の管理、身体の清拭、入浴や排せつの介助、日常生活のアドバイスなどを行う。心配事の相談にも専門職として対応してくれる。

歯科訪問診療
訪問診療歯科医

　寝たきり等で歯科医院に通うのが困難な高齢者等に対し、地区の訪問診療歯科医が自宅を訪問し、歯科治療、口腔ケアなどを行う。口腔機能が衰えている人には、機能を維持・向上させるために摂食や嚥下のリハビリも行う。専門家による適切な歯科治療、指導により、食生活やクオリティ・オブ・ライフ（QOL）の改善が期待できる。

病院の種類・退院前カンファレンス

■急性期病院
　脳卒中、心筋梗塞などの急性疾患や慢性疾患が急激に悪くなるなど、緊急かつ重症な状態にある患者が入院して、検査・手術・治療を受ける病院。高度で専門的な医療を提供している。

■回復期リハビリ（テーション）病院
　脳卒中や大たい骨骨折などの患者が、急性期病院での治療やリハビリを受けた後に入院する病院。日常生活への復帰を目指し、集中してリハビリが行われる。

■在宅療養支援診療所
　在宅医療を行う医師を増やすため、2006年からつくられている診療所。原則的に24時間体制の往診や急変時の入院先の確保などが義務づけられている。

■退院前カンファレンス
　退院後の治療やケアの内容・方針についての担当者間での話し合い。病院の主治医・看護師、訪問診療医、訪問看護管理者、訪問看護師、訪問薬剤師、医療ソーシャルワーカー、ケアマネジャー、福祉用具専門員、ホームヘルパーなどが参加。リハビリ病棟からの退院だと、理学療法士、作業療法士等が参加することもある。

訪問薬剤管理指導　訪問薬剤師

　通院困難な患者に対し、医師または歯科医師の指示のもと、訪問薬剤師が自宅を訪問して服薬方法の説明、薬の服用状況や保管状況、残薬の有無の確認、副作用や相互作用のチェック等を行う。患者の状態に合った薬の形状（錠剤、粉末、シロップなど）や飲む時期・回数などを医師に提案することで、薬剤の適正使用と適正な治療効果が期待できる。

訪問栄養指導　訪問栄養士

　訪問栄養士は、在宅療養中で通院が困難な人等に対して、医師の指示により自宅を訪問し、療養上必要な栄養・食事について助言指導する管理栄養士。糖尿病、高血圧など食事管理が必要であったり、低栄養状態、経管栄養や嚥下機能が低下している人などを対象に訪問して、栄養指導している。

介護

どんな介護サービスが受けられますか

　医療の目的が病気やけがを治すことなら、介護は日々の生活を支えるのが目的です。厚生労働省では介護が必要な状態になっても、住み慣れた地域で、最後まで自分らしい暮らしを続けられるよう、地域での包括的な支援やサービスを提供する**地域包括ケアシステム**を構築しています。

　介護保険制度では、介護度によって、さまざまなサービスが受けられます。介護の認定を受けると、ケアマネジャーがそれに沿ったケアプランを作成します。ケアマネジャーは**地域包括支援センター**で紹介してくれます。

地域包括ケアシステム

　重度な要介護状態となっても住み慣れた地域で自分らしい暮らしを人生の最後まで続けることができるよう、住まい・医療・介護・予防・生活支援を一体的に提供するケアシステム。右は地域包括ケアの活動をわかりやすく説明したイラストです。

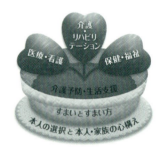

■ 地域包括ケアシステムの概念図

（出典：三菱UFJリサーチ＆コンサルティング「〈地域包括ケア研究会〉地域包括ケアシステムと地域マネジメント」（地域包括ケアシステム構築に向けた制度及びサービスのあり方に関する研究事業）、平成27年度厚生労働省老人保健健康増進等事業、2016年）

　土のないところに植物を植えても育たないのと同様に、地域包括ケアシステムでは、高齢者のプライバシーと尊厳が十分に守られた「住まい」が提供され、その住まいのあるそれぞれの地域で、多様な主体による自助や互助などの「生活支援・介護予防」があることが、安定した日常生活を送るための基本的な要素となります。そのような養分を含んだ土があればこそはじめて、専門職による「医療・看護」「介護・リハビリテーション」「保健・予防」が効果的な役目を果たすものと考えられます。そして、こうした地域包括ケアを行う上では、「本人の選択」というのが最も重要であり、それを家族がしっかりと受け止め、本人の生活の質を尊重することが基本にあります。

地域包括支援センター

　中学校区を目安に設置されている地域包括ケアシステムの中核となる機関。地域住民の介護、福祉、健康、医療、権利擁護などの支援を行います。

　高齢者やその家族からの相談を受け総合的な情報を提供することや、介護予防のケアマネジメント、高齢者虐待早期発見、成年後見制度の紹介・消費者被害者対応などを行っています。

要介護度の認定基準

介護度	状態区分の目安	支給限度額
要支援1	**社会的支援を要する状態** 日常生活上の基本動作は、ほぼ自分で行うことが可能だが、現在の状態が悪化することで、要介護状態にならないように支援が必要な人。	50,030円
要支援2	**社会的支援を要する状態** 要支援1の状態から、日常生活上の基本動作を行う能力がわずかに低下した状態にある人。	104,730円
要介護1	**部分的な介護を要する状態** 排せつや食事はほぼひとりで行うことができるが、立ち上がりや歩行が不安定。身だしなみや居室の掃除など、身のまわりの動作全般に一部介助や見守りが必要。	166,920円
要介護2	**軽度の介護を要する状態** 排せつや入浴などの動作に一部介助や見守りが必要。立ち上がりや歩行に支えを必要とする。身だしなみや居室の掃除など、身のまわりの動作全般に一部介助や見守りが必要。	196,160円
要介護3	**中等度の介護を要する状態** 排せつや入浴、立ち上がり、歩行がひとりではできない。身だしなみや居室の掃除など、身のまわりの動作がひとりではできない。	269,310円
要介護4	**重度の介護を要する状態** 排せつや入浴などの動作すべてに介助が必要。立ち上がり、歩行がひとりではできない。身だしなみや居室の掃除など、身のまわりのことすべてに介助が必要。	308,060円
要介護5	**最重度の介護を要する状態** 意思の伝達が困難で、生活の全般において全面的に介助が必要。	360,650円

（注）額は介護報酬の1単位をおよそ10円として計算　　　　　　　　　　　（2016年6月現在）

介護

介護サービスの種類

介護サービスには、自宅に来てもらうほか、施設に通うサービスや泊まるサービス、それらの組み合わせで受けられるサービスなどがあります。また、介護用品をレンタルしたり購入したりすることもできます。

■ 自宅に来てもらうサービス

- 訪問介護（ホームヘルプサービス）
  介護保険の範囲内のサービスで、身体介護（保清、排せつ、食事など）や生活援助（調理、掃除、買い物、洗濯など）をホームヘルパーが行う。基本的に医療行為は行わない。
- 訪問看護
  病状に応じて、必要な医療的処置（ストーマ・ケア、じょく瘡処置、点滴、在宅酸素、呼吸器、疼痛緩和のための薬の管理など）や生活を支えるためのケア（保清、排せつ、食事、リハビリ、介護相談など）を看護師が行う。また、家事等に対するケアの指導、相談ごとなどにも対応する。
- 訪問入浴介護
  看護職員、介護職員が簡易浴槽等を持ち込み、自宅で入浴の介助を受けられるサービス。自宅の風呂への入浴を介助するサービスは、訪問介護サービスに含まれている。
- 訪問リハビリテーション
  在宅の要介護者に対して行われるリハビリテーション。医師の指示のもと、理学療法士（PT）、作業療法士（OT）、言語聴覚士（ST）（いずれも→79ページ）などが自宅を訪問し、日常生活の自立を促すための理学療法、作業療法などを行う。
- 夜間対応型訪問介護
  自宅で介護を受けている要介護者を対象に、夜間の定期的な巡回訪問や本人または家族からの通報による対応などを行うサービス。夜間のおむつ交換、体位変換などに対応する「定期巡回サービス」、専門のオペレーターと要介護者をケアコールで結び、体調不良、転倒などの連絡を随時受け付ける「オペレーションセンターサービス」、オペレーションセンターサービスから必要とされた場合に訪問する「随時訪問サービス」から成る。
- 定期巡回・随時対応型訪問介護看護
  単身や重度の要介護者が、できる限り在宅生活を続けられることを目的とした地域包括ケアシステムを支えるサービス。訪問介護と訪問看護が連携し、短時間の定期巡回サービスと通報システムによる随時対応を24時間行う。

■ 施設に通って受けるサービス

- デイサービス（通所介護）
  デイサービスセンターや特別養護老人ホームなどに日中通って、入浴、排せつ、食事等の介護や、機能訓練等を行うサービス。
- デイケア（通所リハビリテーション）
  介護老人保健施設や病院、クリニックなどに通って、医師の指示に基づき、療法士によるリハビリを行うサービス。日常生活に必要な心身の機能の維持・回復をはかる。
- 認知症デイサービス（認知症高齢者通所介護）
  自宅で介護を受ける認知症の要介護者を対象に、特別養護老人ホームなどで、入浴、排せつ、食事の介護その他日常生活上の支援、機能訓練を行うサービス。

■ 施設に泊まるサービス

- ショートステイ
（短期入所生活介護・短期入所療養介護）
自宅で介護を受けている人が、短期間特養（短期入所生活介護）や老健・医療機関（短期入所療養介護）に入所して受けるサービス。介護にあたる家族の外出や負担軽減のために利用されることが多いため、respite（一時休息）careと訳される。特養では、食事や入浴援助等の日常生活支援が中心で、老健や医療機関では、その他に医療・看護・機能訓練等が提供される。利用期間は1回につき最長で30日まで。

■ 左記・上記の組み合わせで受けるサービス

- 小規模多機能型居宅介護
デイサービス、ショートステイ、訪問介護を組み合わせて利用することができる介護施設。訪問、通い、泊まりすべてのサービスが同じ事業所から提供されるため、どこにいても利用者と顔なじみのスタッフによるケアを受けることができる。

- 看護小規模多機能型居宅介護
複数の居宅サービスや地域密着型サービスを組み合わせて提供されるサービス。小規模多機能型居宅介護と訪問看護の組み合わせを行うことで、要介護度が高い人でも在宅での療養が可能になる。

■ レンタルまたは購入するサービスほか

介護保険を利用して、1割の負担で介護用品をレンタルまたは購入することができる（ただし、まず全額を支払い、後から9割が戻ってくる償還払い）。車いすや介護用ベッドなどはレンタルできるが、直接肌にふれる入浴補助用具や腰掛便座などは購入できる用具になる。福祉用具購入の支給限度基準額は年間10万円。

- 介護保険でレンタルできる介護用品※
①車いす及び付属品
②介護用ベッド（特殊寝台）及び付属品
③床ずれ防止用具
④体位変換器
⑤手すり
⑥スロープ
⑦歩行器
⑧歩行補助用つえ
⑨移動用リフト（つり具の部分を除く）
⑩認知症老人徘徊感知機器
⑪自動排せつ処理装置

- 介護保険で購入できる介護用品
①腰かけ便座
②入浴補助用具
③簡易浴槽
④移動用リフトのつり具の部分
⑤自動排せつ処理装置の交換可能部品

- 住宅改修
住宅の段差解消や手すりの設置などの工事について、介護保険から9割分が支給されるサービス。支給限度基準額は20万円。

※要介護認定2～5の人は身体の状態に応じてすべてのレンタルが可能。要支援1、2や要介護1の人はレンタルできる用品が限られる。自動排せつ処理装置については、要介護4、5の人のみ利用可（尿のみを自動的に吸引する機能のものを除く）。

介護

どのような人が相談にのってくれますか

介護にかかわる主な専門職は以下の通りです。医療の専門職と協力して日々のケアにあたります。

ケアマネジャー
（介護支援専門員）

都道府県に登録される公的資格。ケアを直接提供するのではなく、要介護者やその家族に対する聞き取りやアドバイスを行い、効果的なサービスが受けられるようにケアプランを立て、サービス提供事業者や市区町村との調整を行う。介護サービス提供における要の役割を果たすコーディネーター。

サービス提供責任者

ケアマネジャーやホームヘルパーとの連絡調整を行う。ケアプランに基づいた訪問介護計画書を作成し、要介護者・家族に説明して同意を得て、担当ホームヘルパーとの連絡調整等の管理業務を行う。ホームヘルパーの指導・育成・管理も行う。

ホームヘルパー
（訪問介護員）

国家資格ではないが、介護職員初任者研修を受けることが義務付けられている。在宅で暮らす高齢者に、ケアプランに基づいた介護サービスを提供する。

サービスには、入浴や排せつ、食事介助などを行う身体介護と、生活援助サービスとしての調理、洗濯、買い物などの援助や代行がある。

社会福祉士
（ソーシャルワーカー）

社会福祉専門職の国家資格。高齢者や障害者など日常生活に支援が必要な人の相談を受け、必要な助言や利用可能な制度・サービスの紹介、サービスの利用調整や関係者間の連絡など、課題解決のための援助を行う。

介護福祉士
（ケアワーカー）

介護専門職の国家資格。高齢者や障害者など日常生活に支援が必要な人に対し、心身の状況に応じた身体介護や生活援助を行う。また、利用者やその家族に対して介護に関する指導も行う。

理学療法士
（Physical Therapist＝PT）

リハビリテーション専門職の国家資格。医師の指示のもと、ケガや病気などで身体に障害のある人に対し、運動機能の回復を援助。座る、立つ、歩くなどの基本動作の機能回復をサポートする。

言語聴覚士
（Speech-Language-Hearing Therapist=ST）

リハビリテーション専門職の国家資格。医師の指示のもと、脳卒中や事故、先天的な病気によって、話す、聞く、食べる等の能力に問題がある人に対し、コミュニケーション能力や嚥下能力の改善等をサポートする。

作業療法士
（Occupational Therapist＝OT）

リハビリテーション専門職の国家資格。医師の指示のもと、ケガや病気などで身体に障害のある人に対し、食事、排せつ、入浴など、日常生活の暮らしの場面で必要な機能の回復をサポートする。

生活支援・介護予防

介護状態にならないための予防的なサービスがありますか？

　病院への付き添いや配食サービスなど、地域によっては、さまざまなサービスを利用することができます。特に元気な高齢者がその担い手になるケースも多くなっています。自宅や施設に訪問するサービスと、通って受ける通所型サービスなどがあります。

介護予防・生活支援サービス事業（要支援の方が対象）

■ 訪問型サービス（訪問介護）
　ホームヘルパーが自宅を訪問して介護予防を目的とした支援を行うほか、NPOや住民主体のボランティア組織等がさまざまな生活支援を行います（身体介護、掃除・洗濯・ゴミ出し等の生活支援など）。

■ 通所型サービス
　デイサービスセンターなどが機能訓練などのサービスを行うほか、NPOや住民主体のボランティア組織等がミニデイサービス、コミュニティカフェ、認知症カフェなどの集いの場を提供します。また、専門職によるリハビリ、栄養、口腔ケア等の教室を開催しています。

■ その他生活支援サービス
　栄養改善を目的とした配食サービスやひとり暮らし高齢者等への見守りサービスなどの他、安否確認、緊急時対応、外出支援など地域のニーズに合ったさまざまなサービスを行います。

一般介護予防事業（65歳以上のすべての高齢者が対象）

　介護予防に関する情報提供、広報活動、健康教育、ボランティア養成、体操教室等、高齢者の自発的な取り組みへの支援を行っています。

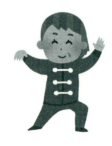

どのような人が相談にのってくれますか

　生活支援や介護予防に関しては、ボランティアやNPO法人などのほか、下記のような人たちが力になってくれます。

生活支援や介護予防にかかわる人たち

■ 保健師
　保健指導に従事する専門職の国家資格。都道府県・市区町村の保健所や保健センター、地域包括支援センター等に勤務して、高齢者の病気やけがの予防に重点を置いた健康管理・指導を行っています。

■ 民生委員
　都道府県知事等の推薦により、厚生労働大臣が委嘱する職。担当地域の高齢者や子どもの生活状態を必要に応じて適切に把握し、相談に乗り、助言や支援を行います。福祉サービス利用に関する情報提供や援助を行い、行政機関の業務に協力します。

■ 認知症サポーター
　厚生労働省の「認知症を知り地域をつくるキャンペーン」の一環。認知症サポーター養成講座を受講し、認知症について正しく理解し、認知症の人や家族を温かく見守り、支援する応援者です。全国に750万人を超える認知症サポーターが誕生しています（2016年3月末現在）。

　その他、ボランティア、NPO、民間企業、社会福祉法人など、多様な事業主体がかかわり、重層的に高齢者の在宅生活を支えている。

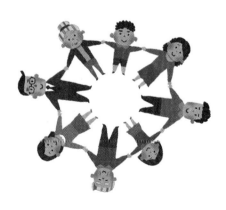

成年後見制度

認知症になるのがこわいです。元気なうちにやっておけることはありますか？

　原因もはっきりせず、効果的な治療法もみつかっていない認知症への不安は、年を重ねるごとに誰しもが感じる不安です。認知症になると、徐々に判断能力が低下していきます。自分の財産や延命措置などについて、自分で判断できなくなる可能性があるため、判断能力のあるうちに、①自分の財産を管理するために、能力が低下した場合に備えて、任意後見制度の利用（任意後見契約公正証書の作成）、②延命措置に対する自分の意思を明らかにしておくため、尊厳死宣言公正証書の作成をしておくことも有効です。

▌成年後見制度

　認知症など精神上の障害により、十分な判断ができない人が不利益を被らないように、家庭裁判所の関与の下、援助者をつけてもらう制度。すでに認知症などを発症し判断能力が低下している人には、親族や市町村長が家庭裁判所に申立をして援助者をつけてもらう「法定後見制度」と、援助のタイミングや人選などを親族や裁判所まかせにせず、判断能力があるうちに自ら援助（予定）者を決めておき（公証役場で作成する任意後見契約公正証書による）、後に本人の判断能力が低下した時に、速やかに家庭裁判所の監督下で援助者に活動を開始してもらう「任意後見制度」があります（→37ページ「認知症の晴子さんのケース」、→46ページ「認知症の幸男さんのケース」）。

▌医療行為に対する決定（医療同意権）

　医療行為に対する決定は、成年後見制度を利用しても解決できません。医療行為に対する決定は患者の生命・身体・健康という、高度に個人的な利益にかかわる判断なので、本人に医療の同意能力、すなわち、「本人において自己の状態、当該医療行為の意義・内容、及びそれに伴う危険性につき認識しうる程度の能力」があるならば、まず本人の同意を得るべきことになります。

　本人に医療の同意能力がない場合、本人以外の誰かが決定しなければ患者本人にとって有益となる治療が見送られるため、本人に「家族」がいれば、その「家族」の同意により治療を行うことが多いです。

　「家族」（その範囲も明らかではない）による同意があると、なぜ医的侵襲を伴う医療行為が違法ではなくなるのかについては、明確な法的根拠があるわけでもなく、身寄りのない本人には同意をする人がいないことになってしまいます。

明確な法律的根拠がないなか、社会通念のほか、緊急性がある場合には緊急避難・緊急事務管理などの理屈をもって、対応しているのが実情です（→51ページ「統合失調症の明子さんの事例」）。

消費者被害

認知症などにより判断能力が鈍り、不要なものや高額商品などを購入してしまうこと（消費者被害）があります。被害を回復するためにクーリングオフなどの制度もありますが、その後の被害を防止する点では、援助者に「取消権」が認められる法定後見制度を利用する方法は有効です。

法定後見制度を利用するにあたって、本人に判断能力が全くない場合（後見）や著しく不十分な場合（保佐）には本人の同意なく取消権が認められますが、判断能力が不十分という程度の場合（補助）には本人の同意が必要となるため、本人にも制度利用の理解が必要となります。

日常生活自立支援事業（旧・地域福祉権利擁護事業）

社会福祉協議会などが自治体から委託されて実施している、金銭管理を主とした認知症高齢者や障害者の生活を支援する事業です。

本人との契約になるため、本人に判断能力が全くない状態では利用できません。

通帳やカードを預かり、預金などをおろして本人に渡したり、公共料金の支払いを本人の代わりに行ったりします。

生活費の使用決定は本人の意思になるため、アドバイスなどを行うことはできますが、詐欺や無駄な浪費を防ぐことは困難です。

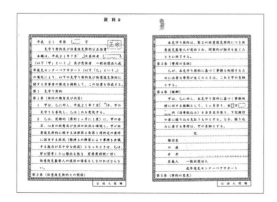
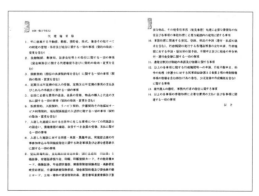

■ 公証役場で作成する任意後見契約公正証書（参考例）

その他の制度

お金のことが心配です。利用できる制度はありますか

　利用できるサービスとして、「高額療養費制度」「高額介護サービス費支給制度」「高額医療・高額介護合算療養費制度」などがあります。

▌高額療養費制度

　公的医療保険における制度の1つで、同一月（1日から月末まで）に医療機関や薬局の窓口で支払った自己負担額が一定の上限額を超えた場合、その超えた分が、高額医療費として支給される制度です。
　ただし、入院時食事療養費、入院時生活療養費、差額ベッド代や先進医療にかかる費用などの自己負担額は対象外となります。

(1) 70歳未満

所得区分		自己負担限度額（月額）	多数該当※
区分	標準報酬月額		
ア	83万円以上	252,600円＋（総医療費－842,000円）×1％	140,100円
イ	53万～79万円	167,400円＋（総医療費－558,000円）×1％	93,000円
ウ	28万～50万円	80,100円＋（総医療費－267,000円）×1％	44,400円
エ	26万円以下	57,600円	44,400円
オ	住民税非課税	35,400円	24,600円

(2) 70歳以上

対象者		自己負担限度額（月額）		多数該当※
		世帯単位（入院・外来）	個人単位（外来のみ）	
現役並み所得者（月収28万以上などの窓口負担3割の方）		80,100円＋（医療費－267,000円）×1％	44,400円	44,000円
一般		44,400円	12,000円	－
低所得者	Ⅱ（Ⅰ以外の人）	24,600円	8,000円	－
	Ⅰ（年金収入のみの方の場合、年金受給額80万円以下など、総所得金額がゼロの人）	15,000円	8,000円	－

※多数該当：直近1年間における4回目以降の自己負担限度額（月額）
（2016年6月現在）

高額介護サービス費支給制度

高額介護サービス費とは、介護サービスを利用して支払った自己負担額が、1か月の合計で一定の上限額を超えた場合、申請するとその超えた分が後日返還される制度（同一世帯に複数の利用者がいる場合は、世帯全体の負担額が上限を超えた額）です。

	対象	算定単位	自己負担上限額
1	住民税課税世帯で、課税所得が145万円以上の65歳以上の方がいる世帯	世帯	44,400円
2	住民税課税世帯で、以下のいずれかに該当する世帯 ・課税所得が145万円以上の65歳以上の方がいない世帯 ・課税所得が145万円以上の65歳以上の方がいるが、ひとりの場合は383万円未満、2人以上の場合は合計520万円未満で、収入の申告を行った世帯	世帯	37,200円
3	住民税非課税世帯	世帯	24,600円
4	住民税非課税世帯で、次のいずれか又は両方に該当する方 ・前年の合計所得金額及び課税年金収入の合計が80万円以下 ・老齢福祉年金の受給者	個人	15,000円
5	生活保護受給者など	個人	15,000円

（2016年6月現在）

高額医療・高額介護合算療養費制度

世帯内の同一の医療保険の加入者の方について、毎年8月から1年間にかかった医療保険と介護保険の自己負担を合計し、一定の上限額を超えた場合に、その超えた分が後日返還される制度です。

高額療養費制度や高額介護サービス費給付制度が「月」単位で負担を軽減するのに対し、高額医療・高額介護合算療養費制度は、こうした「月」単位での負担軽減があっても、なお重い負担が残る場合に「年」単位でそれらの負担を軽減します。

1.被用者保険または国保＋介護保険

(1) 70歳未満

所得区分		自己負担上限額
区分	標準報酬月額	
ア	83万円以上	212万円
イ	53万～79万円	141万円
ウ	28万～50万円	67万円
エ	26万円以下	60万円
オ	住民税非課税	34万円

(2) 70歳以上

	所得区分	自己負担上限額
①	現役並み所得者（月収28万円以上などの窓口負担3割の方）	67万円
②	一般（①および③以外の方）	56万円
③	低所得者Ⅱ（住民税非課税等でⅠ以外の方）	31万円
	低所得者Ⅰ（世帯すべての収入から必要経費・控除額を除いた後の所得がゼロの方）	19万円

(3) 70歳未満と70〜74歳が混在する場合

①70〜74歳の方の自己負担額に(2)【70歳以上】の限度額が適用された後、②なお残る負担額と、70歳未満の方の自己負担額の合計額に、(1)【70歳未満】の限度額が適用される。

（2016年6月現在）

2. 後期高齢者医療制度＋介護保険

(1) 75歳以上

	所得区分	自己負担上限額
①	現役並み所得者（月収28万円以上などの窓口負担3割の方）	67万円
②	一般（①および③以外の方）	56万円
③	低所得者Ⅱ（住民税非課税等でⅠ以外の方）	31万円
	低所得者Ⅰ（世帯すべての収入から必要経費・控除額を除いた後の所得がゼロの方）	19万円

（2016年6月現在）

その他の知っておきたいことがら

そのほか、自分らしい旅立ちに向けて、知っておきたいことがらを以下にまとめました。

治療とは

一般的に「治療」とは、それを行えば病気がすっかり治ることのように理解されがちです。広辞苑にも「病気やけがを治すこと、また、そのために施す種々のてだて」とあります。

しかし、高齢者にかかわる医療においては、「治療＝治る／治癒する」ではないことはむしろ当たり前で、医療者と患者の認識のギャップが、誤解と不幸な対立を生む遠因になる場合も多いのではないでしょうか。

「治療」は以下の4種類に大別されます。

　　A　予防的治療……………　高血圧に対する服薬など
　　B　治癒目的治療…………　がんの切除手術など
　　C　緩和目的治療…………　痛みに対する鎮痛剤など
　　D　維持・延命治療………　人工呼吸器・人工栄養など

治療の選択肢は、もちろん1つではありませんし、最善の治療が患者個人によって大きく異なることは当然です。また最善の基準が、医師と患者で異なっている場合も少なくありません。治療の選択に当たっては以下の点についてはあらかじめ医師に確認をし、納得したうえで治療に臨みましょう。

　① その治療の目的と目標及びメリット・デメリット
　② 治療に要する期間
　③ 治療に要するおおよその費用
　④ 治療の結果日常生活や介護に生じる影響

老衰とは

もし人がその与えられた寿命を全うした場合は、老衰で死亡することになり、その最後の状態は食事と排せつ、覚醒と睡眠の繰り返しという非常にシンプルな姿になります。我々の通常の生活サイクルは24時間ですが、老衰でうつらうつらし始めると、サイクルは48時間になることもあり、20時間以上目が覚めないこともあります。

最後はそのまま目が覚めず旅立ちの時を迎えるという、まさに眠るように死ぬのが老衰ですが、苦痛や痛みを伴う場合もあります。

その他の知っておきたいことがら

▎人生の最終段階における医療の決定プロセスに関するガイドライン

（厚生労働省／2015年3月改訂）

1　人生の最終段階における医療及びケアの在り方

 ① 医師等の医療従事者から適切な情報の提供と説明がなされ、それに基づいて患者が医療従事者と話し合いを行い、患者本人による決定を基本としたうえで、人生の最終段階における医療を進めることが最も重要な原則である。

 ② 人生の最終段階における医療における医療行為の開始・不開始、医療内容の変更、医療行為の中止等は、多専門職種の医療従事者から構成される医療・ケアチームによって、医学的妥当性と適切性を基に慎重に判断すべきである。

 ③ 医療・ケアチームにより可能な限り疼痛やその他の不快な症状を十分に緩和し、患者・家族の精神的・社会的な援助も含めた総合的な医療及びケアを行うことが必要である。

 ④ 生命を短縮させる意図をもつ積極的安楽死は、本ガイドラインでは対象としない。

2　人生の最終段階における医療及びケアの方針の決定手続

 人生の最終段階における医療及びケアの方針決定は次によるものとする。

（1）患者の意思の確認ができる場合

 ① 専門的な医学的検討を踏まえたうえでインフォームド・コンセントに基づく患者の意思決定を基本とし、多専門職種の医療従事者から構成される医療・ケアチームとして行う。

 ② 治療方針の決定に際し、患者と医療従事者とが十分な話し合いを行い、患者が意思決定を行い、その合意内容を文書にまとめておくものとする。

 上記の場合は、時間の経過、病状の変化、医学的評価の変更に応じて、また患者の意思が変化するものであることに留意して、その都度説明し患者の意思の再確認を行うことが必要である。

 ③ このプロセスにおいて、患者が拒まない限り、決定内容を家族にも知らせることが望ましい。

（2）患者の意思の確認ができない場合

 患者の意思確認ができない場合には、次のような手順により、医療・ケアチームの中で慎重な判断を行う必要がある。

 ① 家族が患者の意思を推定できる場合には、その推定意思を尊重し、患者にとっての最善の治療方針をとることを基本とする。

 ② 家族が患者の意思を推定できない場合には、患者にとって何が最善であるかについて家族と十分に話し合い、患者にとっての最善の治療方針をとることを基本とする。

③ 家族がいない場合及び家族が判断を医療・ケアチームに委ねる場合には、患者にとっての最善の治療方針をとることを基本とする。

(3) 複数の専門家からなる委員会の設置

上記(1)及び(2)の場合において、治療方針の決定に際し、
- 医療・ケアチームの中で病態等により医療内容の決定が困難な場合
- 患者と医療従事者との話し合いの中で、妥当で適切な医療内容についての合意が得られない場合
- 家族の中で意見がまとまらない場合や、医療従事者との話し合いの中で、妥当で適切な医療内容についての合意が得られない場合

等については、複数の専門家からなる委員会を別途設置し、治療方針等についての検討及び助言を行うことが必要である。

旅立ちの時まで

■ ほぼ1週間前にどんな兆候があるか
* 眠っている時間が長くなり、声をかけても目を覚まさない状態が続く。
* 今までできていた日常的な行動がとりにくくなる(例:話す、水を飲む、トイレに行くなど)。
* 見た目にも急に弱ってきた感じがする。
* 人やものを見つめる眼の力が弱くなる。
* 原因のよく分からない意識障害が出ることもある。

■ 1、2日前にはどんな兆候があるか
* 身体の衰弱や肺機能の低下により、呼吸が乱れがちになる。
* 話しかけても反応がスムーズに返ってこなくなる。
* 血圧が低下し、脈がとりにくくなる。
* 血圧の低下で循環がうまく行かなくなり、手足が冷たくなる。冷や汗をかく。
* 唾液をうまく飲み込めなくなるので、のど元に溜ってゴロゴロ音がする(死前喘鳴という。苦しそうに見えるが、本人に苦痛はない状態)。
* うわごとを言ったり、手足を激しく動かす動作も見られる。
* 手や足、あるいは全身にチアノーゼ(血液中に酸素が足りなくなって、皮膚が青く変色する現象)が現れ、冷たくなる。
* 尿の回数や量が減る。

その他の知っておきたいことがら

旅立ちの時

* 息遣いが荒くなったりゆっくりになったり、また浅くなったり大きなため息のような深い呼吸になる場合もある。次第に不規則な呼吸になり、一時的（数秒から数十秒）に呼吸が止まったり、口を開けて喘ぐように顎を動かす呼吸にもなる。
* 苦しそうに見えるので周りの家族はつらく感じるが、意識が遠のいていくので、本人はそれほど苦しいと感じていないと言われている。
* 聴覚は最後まで残るので、そばで手を握ったり身体をさすったりしながら、声をかけるのも良い。
* 次第に脈や呼吸が弱くなり、しばらくして呼吸が停止する。
* 突発的な不整脈や不慮の事故による急変ではなく、徐々に全身の状態が悪くなっての旅立ち時には、人工呼吸や心臓マッサージなどは苦痛になる場合もあるので、静かに見守ることが望ましい。
* 在宅であれば慌てて救急車を呼んだりすることなく、訪問診療医や看護師に連絡をする。
* 医師による「呼吸停止」「心拍停止」「瞳孔拡大・対光反射の消失」の確認により旅立つ。

旅立ちの後

* 死亡確認後、医師による書類の作成が必要。(注)
* 看護師により以下のようなことが行われる。
  * 胃や腸の内容物を出し、必要により綿を詰める。
  * 清拭（身体を拭くこと）や洗髪をする。
  * 好んでいた衣装に着替えて、お化粧を施し、入れ歯なども装着し、できるだけ生前の姿に近くする。

注：在宅での死亡確認とその後の死亡診断書・死体検案書の交付について

■死亡診断書が交付される場合

死亡の原因となった傷病について、生前に医師による診療を受けていた場合には、その医師から死亡診断書が交付される。

家族は、旅立ちが近づいた時の症状の変化や対処法などについて、あらかじめ医師から事前アドバイスを受けて対応する。診察後「死亡診断書」を書いてもらう。

■死体検案書が交付される場合

在宅で急死した場合など、医師が死亡確認のみを行った場合には、死体検案書が交付される。

例えば救急車を呼んでも、死亡が明らかな場合は、病院へは運ばず、警察からの委託医師による検案を受け「死体検案書」が交付されることになる。

3章

私はこう考える

旅立ちまでの道のりや死に対する考え方は人それぞれです。
100人いれば、100通りの道のりや考え方があるでしょう。
自分の考える死への旅立ちとはどのようなものか。
専門家や識者に語っていただきました。

養老 孟司　東京大学名誉教授

私はこう考える

人生が読めないのはわかりきったこと。「自分の死」は親しい人にすべて任せるしかない

　知人の葬儀が多くなる年齢になった。つい最近も大学同期の親友が亡くなり、小学校同期の親友の奥さんが亡くなった。どちらもさまざまな思いが残る。それは死者についてだけではない。口に出すことはないが、残された遺族のことをあれこれ思う。

　若いころとは違って、自分の死ももう遠いことではなくなった。それならどう思うかというと、考えない。考えたくないのではない。考えないのである。

　自分の死を考えたって仕方がない。自分にとって、そんなものは「ない」からである。死を考えられるうちは生きている。死は二人称でしか、ありえない。

　現代人とは「客観的」に考える人たちである。だから客観としての死が存在すると、なんとなく思っている。しかしそんなものはない。自分が死んだら、客観もクソもない。自分が死ぬことを考えなくたって、寝ていることを考えたらわかるはずである。意識がなければ、死を想うこともない。

　そう思えば、自己の死は「自分のもの」ではない。親しい人、つまり二人称のものである。それならすべてはそれに任せるしかない。死後のことは、自分があれこれ指図できるものではない。自分が不在になった時、家族がどう思うかは、不在になってみないとわからない。それがわかると思う人が終活などという。世界は読めるものだと思っている。

　自分の病ですら自分のものとは限らない。私が病んで、いちばんたいへんなのは家内であろう。それならそんなときに我を張っても仕方がない。周囲に任せるしかあるまい。あなたの病気は、かならずしもあなたのものではない。いわんや、死においてをや。

　現代では歳をとることも難しくなった。自分で判断するといっても、脳が老化すればそれもできなくなってくる。そうなれば、いやでも人任せにするしかあるまい。そんなものを任されても困る。それで周囲もジタバタする。でもそれもやむを得ないことであろう。順送りで、どうにもしようがない。自分の人生は自分だけで完結するものではない。だから子どもが生まれる。

　生まれた時からはじまって、人生、楽はできませんなあ。親に始まる身近な人の死を引き受けつつ、やがて自分の番が回ってくる。そこでいままでの分を取り返すしかない。だから昔から逆縁という。若者が先に死んでしまったのでは、順序が狂う。でもこれもあらかじめ「読む」ことはできない。

　人生が読めないのは、昔からわかりきったことである。それをあえて読もうとする。それが現代であろう。

樋口 恵子

NPO法人 高齢社会をよくする女性の会理事長
高齢社会NGO連携協議会共同代表

私、回復不能、意識混濁の症状の節は、苦痛除去を除き一切の延命治療を辞退致します

「人生100年時代」の到来とそれにふさわしい生活文化を提唱している私だが、80代の大台に乗って、さすがに人生の「〆切り迫る」の感が強くなった。〆切りまでに原稿を書き上げなければならないように、命の〆切り前に、私が自分の死にどう対応するか、ことばにして周囲の人に書き残さなければならない。しかも、死に至るプロセスが、地域の慣習、家族間の思惑、医療側の保身と利益など、本人以外の人々によって多様化させられている時代。

ここはまず当事者として自分の思いを鮮明に伝えておく必要がある。そして格別な問題がない限り、医療側や家族それぞれの思惑に優先して、本人の意向が尊重されるような、そういう常識がいき渡ってほしい、と思っている。

この数年各方面から終末期の医療のあり方について、調査や意見書、ガイドラインが発表されている。ようやく日本人の死に至る道が社会に「見える化」されてきた。結構なことではあるが、専門家集団の側からの発言が多く、私たち高齢者、ふつうの家族という最大多数のアクターからの発言が少ないのが残念である。というわけで私たちNPO法人「高齢社会をよくする女性の会」は2013年春までに5390人の回答を得て「人生最後の医療に関する報告書」を発表した。サブタイトルは「おまかせでなく自分の最期を考えよう、伝えよう、書き残そう」。その結果は、4つ（心肺蘇生、人工呼吸器、胃ろう、鼻チューブ）の延命措置について特に後者の3つについては85％以上が「してほしくない」と答えた。望ましい医療について「書面にしている」は1割に満たないが、「書面にしたい」と思っている人は6割に近い。自由記述の多さも目を見はるほどで「このアンケート調査を目の前において、はじめて母親とこの問題を話し合えた」と感謝する団塊世代の反響があり、話すきっかけの必要を痛感した。それがサブタイトル「おまかせでなく自分の最期を考えよう、伝えよう、書き残そう」につながっている。調査の中でも、きょうだい間家族間の意見の相違が悩みのタネとして浮かびあがってきた。

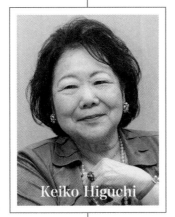
Keiko Higuchi

こうした経過を経て、今私が身分証明書代わりに常時携帯する後期高齢者医療保険証のケースに、私の名刺が1枚入っている。文面は至極簡単、「私、回復不能、意識混濁の症状の節は、苦痛除去を除き一切の延命治療を辞退致します。その旨家族にも申し聞かせてあります。」日付、署名、捺印。そのうちにエンディングノートを書こうかと思っていたが結構複雑で時間がかかりそう。ここはシングルイシューでまとめた次第である。

木村 利人

早稲田大学名誉教授
ジョージタウン大学ケネディ倫理研究所・特任研究員

私はこう考える

充実したいのちの終り。文書での「意思表示」を

　私の父は1972年に肺がんで亡くなりました。しかし入院に際して告げられた病名は、老人性の結核でした。

　父の病いの真実を、患者本人はもちろん、母も長男である私も知らなかったのです。医師によって父が肺がんであることを告げられたのは、父の弟である伯父ひとりだけでした。44年前のことでしたが、父の例が特別だったわけではなく、当時はこれが当たり前だったのです。身内にすら正しい病名が告知されなかったのは、取り乱したりして、その動揺が患者に伝わっては良くないから、という理由からでした。

　じつは、父が密かに残した「メモ書き」が亡くなった後で見つかり、そこには病状の苦しさと辛い思いが書いてありました。「医者にいろいろ聞いてもらいたいのだが……治療どころか、さじを投げているようだ。私の病名はだいたいお分かりでしょう」などの走り書きを見て、ほんとうに愕然としました。父は病名も分かっていたのです。父自身にとっても、身内である私たちにとっても不本意な父の亡くなり方が、私がバイオエシックス（生命倫理）という学問をつくり上げる契機の1つになりました。

　バイオエシックスは人間のいのちをめぐるさまざまな価値判断を、従来の学問の枠組みや領域を超えて研究する新しい学問分野です。その重要なポイントの1つが「自己決定」です。人間は他者の決定によるのではなく、自らの理性的な判断によって、情報を持ち、自ら決定して生きていくのです。

　このバイオエシックスの考え方は、1960年代からのグローバルな女性解放運動、弱者擁護の人権運動、消費者の権利や患者の権利運動などとも連動し、いのちを守り育てる世界諸国の市民活動の中で実践され、国際的に大きく展開されてきました。

　私は長年にわたるアジアや欧米での研究生活の中で育んだバイオエシックスという学問を、ぜひ日本にも定着させたいと願いました。特に終末期医療にかかわる「医療側中心」の考え方を「患者中心」に変革するための研究・教育・実践を行ってきました。この数年来、日本でも「インフォームド・コンセント」「自己決定」「エンディング・ノート」の考え方が、高校の「現代社会」や「倫理」の教科書にも導入され、一般の人々にも幅広く受け入れられて来ました。

　良く生きて、良く逝く―充実した実りある人生をつくるために、いつかはかならず訪れるいのちのおわりについても、あらかじめ備え、家族とも良く話し合った上で、自分の考えを文書にしておくことが大事なことなのです。

辻 彼南雄
一般社団法人 ライフケアシステム代表理事
医師

パーソンセンタードケアの在宅医療は最高のオーダーメイド

日本の在宅医療システムの魁である「ライフケアシステム」を立ち上げた佐藤智医師のもと、訪問診療を始めて25年以上が経つ。当時訪問診療は、まだまだ世の中には浸透していなかった。

現在では、在宅療養支援診療所の数も増えてきた。私自身も68歳から107歳まで80人ほどの患者さんを担当している。

訪問診療は病院での診療とは、当然異なる。病院や診療所は、医師や病院のルール優先で診療が行われる、いわば医師にとっての「ホーム」。一方、医師にとっての「アウェー」である患者さんの家や、入居している施設に行くのが、訪問診療。医師にとってはアウェーでも患者さんにとっては、まさに「ホーム」。患者さんの意思を反映しやすく、その思いと生活を中心に据えた医療が行える。

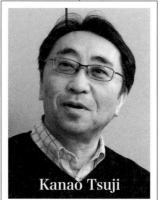
Kanao Tsuji

病院は大人数の医師や看護師等による組織的医療だが、在宅医療は少人数のチームケアだ。医師、看護師、ケアマネジャー、ソーシャルワーカー、介護福祉士、心理療法士、薬剤師、歯科医師など、さまざまな職種の人が集まってチームをつくり、患者さんのケアをする。80人の患者さんがいれば、80通りの診療がある、まさにパーソンセンタードケアといえる。在宅医療は最高のオーダーメイドなのだ。

残念ながら現在、病院の医師から在宅医療を担当する医師へ、スムーズにバトンが渡されているとは言い難い。両者のネットワークを構築し、病院での診療から、訪問診療へ円滑に送り出すシステムづくりが急務と言えるだろう。

在宅医療がうまく機能している地域先進モデルが増えつつある。在宅医療を行える医師はまだまだ少ないが、アウェーでも戦える医師を育てられるよう、医学教育も少しずつ変わってきている。超高齢社会を迎えて、在宅医療も当たり前になるよう、さまざまな分野における新しい取り組みに期待したい。

長寿時代についての悲観的な報道も多いが、いろいろなことを考えて、決めることのできる時間が増えたと思えばいいだろう。増えた時間で情報を吟味し、生きてきた意味や、人生からの旅立ち方などをじっくり考えることができる。せっかくオーダーメイドの在宅医療なのに、患者側に知識がなければ「おまかせ」になってしまう。それではいかにももったいない。

昭和初期に比べれば、30年も延びた平均寿命だ。弱ってきたら在宅医療や介護などを自分でオーダーしながら、与えられた寿命いっぱい心残りなく暮らして旅立つ……。人生後半に与えられたこの30年が、そんな選択の自由のために与えられたと思えば、長生きにも大いに意味があると言えるのではないだろうか。

中島 朋子

東久留米白十字訪問看護ステーション所長
看護師／緩和ケア認定看護師

私はこう考える

自分らしく生き抜くために、前向きに考え、話すことが必要不可欠

訪問看護師として在宅ケアの現場に携わるようになってから20年以上が経過する。

私たち在宅ケア提供者は、疾患や障害を持ちながらも"その人らしく生きる"ことを最も大事にしながらケアを提供し、その延長線上に穏やかな、尊厳ある、その人らしい旅立ちができるように支援している。今まで訪問させて頂いた家庭は、1500家庭以上、在宅の看取りは300以上ある。

がん終末期の場合、平均利用期間は数週間から1〜2か月である。がん終末期のターミナル後期（生命予後が数週間）に入り、症状が重くなった段階で自宅に帰るかどうかの決断を迫られ、訪問看護等の介護サービス利用開始が決まる。この時の家族は、先の見えないトンネルの中に入り込んだような何とも言い表せない不安な気持ちでいっぱいなのだろうといつも思う。在宅ケアにかかわる各専門職がチームを組んでケアにあたり、これらの不安や負担を軽減するべく支援を提供する。しかし、これらの問題を少しでも軽くするには、早い時期からの心の準備が大切である。今後の治療や介護の方針・方向性が大まかでも定まっていると、患者・家族にとって大事な残り少ない最期の日々を、穏やかに過ごすことが可能になると考える。

早い時期から考えるには、有限の自分の人生をどのように過ごし、病気になった時にはどのような治療や介護を受けたいのか、どのような最期を迎えたいと思うのか……といった事柄を、普段から身近な家族と折に触れて話し合うことがとても大切である。

またいざという時に慌てなくてもすむように、日頃から自分が住む地域の社会資源について情報を集めておくのもよい。

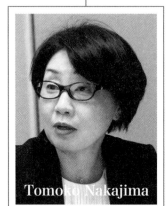
Tomoko Nakajima

最近は抗がん剤治療を入院ではなく、外来通院で実施することが多くなっている。この段階から訪問看護を利用するのもいい方法である。抗がん剤治療中の経過を通院先の主治医と連携をとりながら、副作用の症状と日常生活上の支障を丁寧に見た上での、具体的なアドバイスを受けることが可能となる。また経過に併せて、今後起こりうることやその対処方法など、訪問看護師から事前に情報を受け、医療者とともに考えていくことが可能となる。

今後高齢者が激増していく中で、貴重な労働力である40〜50代の介護家族が、離職や退職を迫られることを避けるには、個人の努力だけでなく、企業の理解やそれを支える政策なども求められてこよう。ひとりひとりが納得できる旅立ちを迎えられるためには、今までとは違う視点からの、さまざまな取り組みが必要な時代を迎えている。

河 正子　NPO法人 緩和ケアサポートグループ代表理事／看護師

人生そのものにかかわるケアには、『深さと広さ』両方が求められる

　ホスピス病棟の非常勤看護師、その後大学で約10年、「ホスピス緩和ケア」についての研究と教育に携わった後、2008年に地域での実践を目指してNPO法人緩和ケアサポートグループを設立しました。まず緩和ケアを世の中に伝え広めること、緩和ケアを提供している医療職、福祉職への学習面でのサポートなどを中心に取り組んできました。ここ数年は、東久留米市で「ふらっとカフェ」「ふらっと相談室」を開催しています。地域で生きる人々のつながりが希薄になってきたと言われる現在、地域の病者、障害者、高齢者を支える働きかけにこそ希望を見出せると考えます。人と人をつなげる大切なものは何かを参加者とともに探し、つくっていきたいと、活動を続けています。活動の根底には、ホスピス緩和ケアにかかわる中で特に強く感じたこと、「対象者の人生そのものにかかわるケアには『深さと広さ』の両方が求められている」という思いがあります。

　ケアの深さとは、対象者の心の深み（スピリチュアル領域）にかかわるという意味です。欧米の文献では、スピリチュアルに関連する言葉の定義として、人間の根元的なエネルギーという内容が多くみられました。人間は根幹にスピリチュアル領域を持っており、「何のために生きているのか」を問うように造られ、拠り所となる何かから力を得て生きる存在である、と理解することができます。

　その後も欧米の文献で「スピリチュアルワーク」という言葉に出会いました。「スピリチュアルな課題に取り組む」というような感じでしょうか。つまり人は生きて死を迎えるまでに、自身のスピリチュアルワークを通して、生きることの根っことなる何かに気づき、新たな意識を持って新たな生き方を模索していくということなのです。主体はあくまでも本人です。医療福祉職や家族、友人等、ケアにあたる者は本人の力を信じ身体面や心理社会面を調えることを通して、スピリチュアルワークを支えていくわけです。そこに緩和ケアの本質があると確信します。

　次にケアの広さです。ひとりの人生には多くの人や環境とのつながりがあります。本人とその家族だけ、一施設だけで完結するのではないケアの広がりが必要です。

　本人を巡る人々と医療福祉チーム、さらに地域の人々が協働するケアの「広がり」は、実はケアの「深さ」に裏打ちされるということを考えています。ケアの広がりには、生きる根っこであるスピリチュアル領域という深みで、互いにつながり合うことが必要だと思うからです。このようなことを考えながら、ふらっとつながり合う地域での小さな実践を重ねています。

香川 美里
一般社団法人 成年後見センターペアサポート理事
香川法律事務所所長／弁護士

私はこう考える

「家族」任せにせず、今！「自分自身」が考えることがとても重要

　納得できる旅立ちを考える時、「お金」のことは避けては通れません。何にどれだけの費用をかけるのか（かけられるのか）を考えながら選択していくわけですが、認知症が進んでくれば、自分で「お金」を管理することは難しくなるため、その選択を「誰か」に委ねる時が来ます。

　このような時のために、2000年から成年後見制度（認知症等で判断能力が低下した方を支えるために、裁判所の監督の下、「誰か」に財産管理や身上監護を委ねる制度）が始まり、制度導入から早16年以上が経過しました。しかし、認知症高齢者を含む判断能力が低下している方のうち、この制度を利用しているのは2015年12月末現在で191,335人というお粗末な状態です。

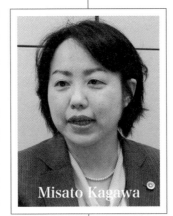
Misato Kagawa

　なぜこれほど、成年後見制度は使われないのでしょうか。裁判所も制度を利用しやすくするため努力をしていますが、私は、制度利用の手続が簡単になれば利用件数が多くなるという単純な話ではないと思っています。認知症高齢者を抱える家族の方から成年後見制度のご相談を受けた時、私が「親の金であっても、家族が自由に使えない」「家族が後見人になれるとは限らない」「家族が後見人になった場合でも裁判所に最低1年に1回は報告する必要がある」等とお話しすると、「面倒だ」と制度利用の検討をやめる方はそれなりの数いらっしゃいます。また、実際に成年後見制度を利用した家族から、「面倒なので制度利用をやめたい」等と相談される場合もあります。誰しも、全くの他人の「お金」を預かるならば、それを本人のために使うことや、1年に1回程度報告することぐらい当たり前だと思うでしょう。でも、「家族」だから「面倒なこと」という評価になるのではないでしょうか。

　根底には、「家族は助けあうもの。家族内ならば『お金』は自由に使っていい」という考えがあるように思うのです。確かに、「家族」の絆は大切なもので、日本の良き文化の1つだとは思います。でも、本人の認知症が進み、本人の意思が確認できない中で、「家族」だからという理由で、自由に使ってよいものでしょうか。後見人等を務めた親族の着服や、養護者による虐待は、日々報告されています。それでも、「私の家族は絶対に大丈夫！　私が認知症になっても、私の財産を私が納得できる旅立ちをするために有意義に使ってくれる！」と確信できますか？

　元気なうちに、家族や第三者に、認知症等になった時の財産管理等を依頼しておく任意後見制度もあります。納得できる旅立ちをするためには、「家族」任せではなく、今！「自分自身」が考えることが、とても大切なことなのではないでしょうか。

齋藤 正彦　東京都立松沢病院院長　医師

私はこう考える

人生はままならぬ。
できるのは、目の前の生を誠実に生きること

　私の父は、67歳の時、肺がんで死んだ。手術は成功裏に終わったかに見えたが、数日して原因不明の高熱を発した。2週間もして、持続する高熱は肝臓にできた膿瘍のためらしいということになったのだが、治療は難航し、6ヶ月の苦闘の末に亡くなった。父危篤の報を受け2時間ほどの道のりを経て駆けつけた時、病室は異様な緊張に包まれていた。たくさんの管やコードにつながれた父の胸郭は、人工呼吸器のリズムに合わせて大きく動いていたが、その有様は、空気入れで死体を膨らませているようにしか見えなかった。思わず「もう結構」とうなった私の声を合図に、ベッドの周辺にいた数人の医師たちが人工呼吸器をはずし、カテーテルを抜いていった。医師たちが一礼して部屋を出た後静寂を取り戻した病室で、私は、本当に、本当に久しぶりに父の穏やかな顔を見た。

　私の母は86歳で、原因不明の病気で死んだ。『原因不明』なのは、何も調べなかったからである。母は80歳を過ぎたころ、アルツハイマー病と診断されていた。母の最期は突然やってきた。ある日、入居していたホームから電話があり、1週間微熱が下がらないという。採血をすると、汎血球減少症が起こっている。母の事前の希望もあり、私たちは何もしないと決断した。1週間して食事ができなくなり、私が

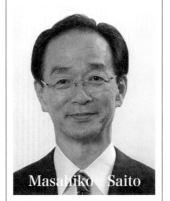

Masahiko Saito

院長をしていた病院に移した。転院後1週間目の朝、母は、眠るようにしずかに息を引き取った。この間、母に対して行った医療行為は、2度の採血のみである。

　父の時に治療にこだわったのは父がまだ67歳だったから、母の時に積極的な診断をしなかったのは母が86歳だったからだろうか。あるいは父は現役で、母はアルツハイマー病だったからだろうか。そうだとすると、年齢や認知症のある無しによって命の重みに差があってもいいのだろうか。私には分からない。

　私は精神科医として、人生に絶望した多くの精神障害者の自殺の邪魔をしてきた。若いころの私は、患者さんの自殺を強制治療で防ぐことに後ろめたさを感じることはなかった。しかし自分が患者さんと一緒に年を重ねた現在、私に自殺を邪魔された患者さんたちが、今なお歩み続けている茨の道を目の当たりにして若いころのような確信はもてない。だから、自分だけ苦しまずに穏やかに死にたいなどと望んではいけないと自戒している。それでも本心を言えば、臆病者の私は、あまり苦しまずに死ねたら良いと思う。64年の人生を振り返って思うことは、第一に、人の生はままならぬということである。まして、死に方においてをや。できるのはただ、目の前の生を誠実に生きることのみである。

黒川 由紀子
上智大学総合人間科学部心理学科教授
臨床心理士／保健学博士

私はこう考える

「あるべき死」はない。
他者が己の価値観を押し付けるべきではない

　日本は世界一の長寿国、高齢社会先進国という点で、世界のフロントランナーである。日本人が想像する以上に、世界は「高齢社会日本」の動向に注目している。高齢者が望めば、やがて迎える自分の「死」を思い、考えをめぐらせ、希望を語り、家族や専門家に伝える時代がようやく来た。

　臨床心理の立場から、大学病院、老人病院、クリニック、福祉施設等で高齢者にかかわりはじめてから30年以上経った。この間在宅訪問をした経験もある。かかわってきた方の多くは既に旅立たれた。看取りの場に立ち会うとは限らない私が、死について語る資格は持ち合わせない。ただ、死に向かうプロセスに触れ、1つ思うことは、「あるべき死はない」という当然のことである。日本でもブラジルでもケニアでも、自宅でも施設でも病院でも、家族がいてもひとりでも、どの死が良くて、どの死が良くないなどと判断できないし、すべきでない。どのような場合も、専門家や他者が己の価値観を押しつけるべきではない。自分が望めば、知識を養い、さらに見識ある専門家の力を借りることができるのは喜ばしいが、死は人智を超える現象であり、どんなに科学が発達してもそうなのだという深い慎みと自覚が今こそ必要だと考える。

　人が亡くなってゆく時、その心の中で、何が

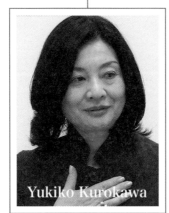
Yukiko Kurokawa

どのように動くのだろうか。刻々と移ろいゆくデリケートで時に二律背反的な心情を、深く聴き、その変化を受けとる存在に出会えているのだろうか。医療やケアの選択肢の一部として、専門家と共に静かに自分の人生をふりかえり、今の思いを伝える時と機会を持つことを求める人は少なくないのではないだろうか。アメリカのレベッカ・アレンさんは、終末期の人の物語を聴き、1冊のアルバムにする介入を多くの患者に行い、効果に関するエビデンスを出した優れた臨床家である。

　死に行く人の夢は十分に聴かれているのだろうか。高齢で死が近づく人の夢は、衰退・喪失に関するものが多いと指摘される。「車が前に進まない」「歯がすべて抜け落ちる」「何かが壊れる」などだという。果たしてそうだろうか。人生の最終ステージにあって、眠っている、眠ってはいなくとも覚醒レベルが落ちている人は、夢うつつに過ごす時間が長い。晩年、どのような夢を見るかは大事である。聴く存在によって夢も移ろう。

　ある104歳の人は、「川を泳いで渡った。ふりかえってみたら、反対側の岸で万歳！　と祝福してくれていた」と語った。半分夢の中、目をつぶっての語り。それから1週間後に亡くなった。「お疲れさま。万歳！」と祝福したい気持ちに包まれ、心の中で合掌した。

編集委員プロフィール

辻彼南雄（つじ・かなお）
一般社団法人 ライフケアシステム代表理事／医師

東大病院老年病科勤務の後、在宅ケアのスペシャリストである佐藤智氏の元で在宅医療を学ぶ。クリニックの院長として、訪問医療、外来診療を担当する傍ら、東京大学医学部老年病学教室で非常勤講師を務める。

中島朋子（なかじま・ともこ）
東久留米白十字訪問看護ステーション所長／看護師／緩和ケア認定看護師

6年間の病棟勤務後、訪問看護に従事。20年以上の訪問看護の経験を持つ。2007年より現職。大学病院や地域の病院などと連携しながら、患者宅や施設を訪問し、毎月数名を看取っている。在宅ケア・緩和ケアの教育指導者としても活躍。

河正子（かわ・まさこ）
NPO法人 緩和ケアサポートグループ代表理事／看護師

ホスピス病棟で非常勤看護師として勤務後、東京大学で「ホスピス緩和ケア」の研究と教育に携わる。2008年より現職。緩和ケアの普及と充実のために「ふらっとカフェ」「ふらっと相談室」などを開催。

香川美里（かがわ・みさと）
一般社団法人 成年後見センターペアサポート理事／香川法律事務所所長／弁護士

2000年より高齢者の財産管理や成年後見分野等を専門に活動。2005年設立の成年後見センターペアサポートは、法律家と福祉の専門家が一体となり、法人として高齢者を支援する新しい取り組みとして注目されている。

齋藤正彦（さいとう・まさひこ）
東京都立松沢病院院長／医師

よみうりランド慶友病院副院長、翠会和光病院院長等を経て、2012年より現職。専門は高齢者の精神医療で、認知症についての講演を数多く行っている。『親の「ぼけ」に気づいたら』（文藝春秋）など著書多数。

黒川由紀子（くろかわ・ゆきこ）
上智大学総合人間科学部心理学科教授／臨床心理士／保健学博士

慶成会老年学研究所所長等を経て、現職。臨床心理士として、高齢者の心に寄り添う大切さを説く。ILCグローバル・アライアンス創設者のロバート・バトラー博士が提唱した「回想法」にも造詣が深く、普及に努めている。

水田邦雄（みずた・くにお）
国際長寿センター日本（ILC-Japan）代表／一般社団法人 シルバーサービス振興会理事長

厚生省（当時）で、医療、年金、福祉（介護）行政に携わり、政策統括官（社会保障担当）、保険局長、事務次官を経て、2010年退職。2012年、ILC-Japan代表に就任。

| 編著 | **国際長寿センター日本（ILC-Japan）** |

「高齢者が自立して他者や社会とかかわりながら、最後まで尊厳をもって自分の意思でその生涯を生きぬく」というプロダクティブ・エイジングの理念のもと、少子高齢化に伴う諸問題を国際的・学際的な視点で調査研究し、広報・啓発活動に取り組んでいる。

〒105-8446
東京都港区西新橋3-3-1　西新橋TSビル6階
一般財団法人　長寿社会開発センター内
TEL 03-5470-6767　　FAX 03-5470-6768
http://www.ilcjapan.org/

協力：株式会社 アインファーマシーズ（札幌市白石区）
　　　特定医療法人 茜会 昭和病院（山口県下関市）
　　　全国土木建築国民健康保険組合 厚生中央病院（東京都目黒区）

構成・編集協力：志藤 洋子（ILC-Japan）
　　　　　　　　鹿嶌 真美子（ILC-Japan）
　　　　　　　　松村 理美（青丹社）

装幀：井川 祥子
本文デザイン・DTP：小田 純子

私らしく死にたい　病後の医療・暮らし・旅立ち

発行日	2016年7月21日　初版第一刷発行
編　著	国際長寿センター日本（ILC-Japan）
発行人	仙道 弘生
発行所	株式会社 水曜社
	〒160-0022 東京都新宿区新宿1-14-12
	TEL 03-3351-8768　　FAX 03-5362-7279
	URL：suiyosha.hondana.jp/
印　刷	日本ハイコム株式会社

© ILC-Japan 2016, Printed in Japan
ISBN978-4-88065-389-1　C0047

本書の無断複製（コピー）は、著作権法上の例外を除き、著作権侵害となります。
定価はカバーに表示してあります。落丁・乱丁本はお取り替えいたします。